疾病，不一定靠「藥」醫

劉博仁醫師的營養療法奇蹟

營養醫學專家 劉博仁 著

〈目錄〉

Part 1

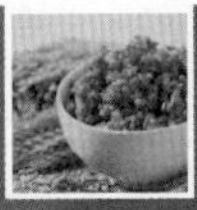

初體驗

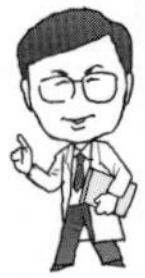

Part 2

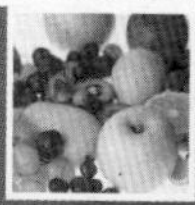

實踐篇

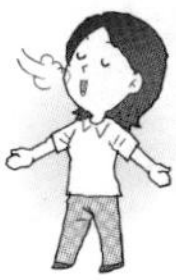

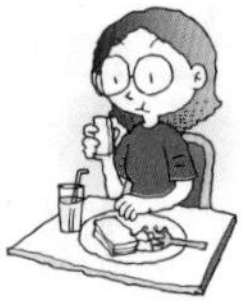

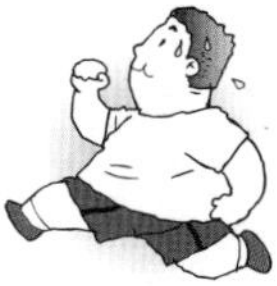

Part 3

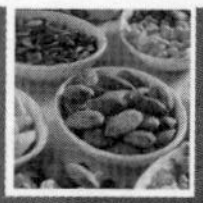

DIY篇

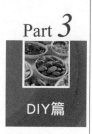

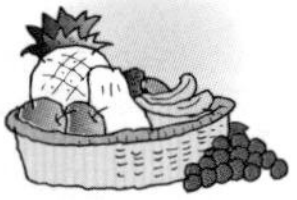

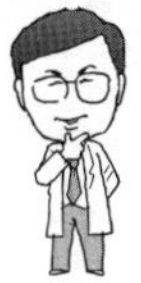

【推薦序二】

為患者帶來福音的營養醫學

醫療的最高境界是界線無縫隙、萬法如一，站在病人的立場，只要對病人的治療有正面的結果，都是好的醫療。界線無縫隙有合作的精神；萬法如一就是整合的結果。現代醫療講求的是團隊的整合，是跨科別、跨領域的合作，營養醫學正是整合醫療的一環，從自然出發，從自然走進人體小宇宙的奧祕。

澄清醫院耳鼻喉科主任劉博仁是一位優秀的醫師，不但在既有專業領域中表現突出，為了心中的最高理想，更進一步從事營養醫學的鑽研，一邊開刀一邊看門診，還身兼教學及研究的行政業務，實在令人欽佩。劉醫師更赴美國取得了專業考試與專業認證資格，並獲得國內營養醫學碩士的學位。

二〇〇八年初，劉博仁主任在澄清醫院開設營養醫學暨自然療法特別門診，首開營養與醫學結合之風，尤其以一滴血找出潛在疾病風險，道法自然醫未病，更見長於醫界，這是台灣教學醫院第一個設立的營養醫學門診，意義深遠。透過儀器的分析、營養素劑量的調配來治療患者的疾病，也是教學醫院的創舉。

營養醫學的英文為 Nutraceutical，就是 Nutrition（營養）加上 Pharmaceutical

（藥用學），可以看出其理想是以營養素取代藥物來治療疾病的相關醫學，或許和正統西醫將疾病的治療重點放在個別症狀上有所不同，但目標是一致的，都是要讓病人早日好起來，而營養醫學更強調疾病預防及重建人體細胞的平衡，以和緩的方式拒絕疾病的入侵。

在劉博仁醫師這本《疾病，不一定靠「藥」醫》中，除了醫學上的專業見解外，最難得的是在 Part 2 中，作者將他的醫療個案，以案例分享、病情分析、自然療法處方箋、效果見證的方式公諸於眾，給讀者一個個鮮明的範例，看看別人、想想自己，在這本書中找到自己或家人的健康未來。寫大家都看得懂的內容，說大家最想知道的資訊，是本書最具特色的地方。

劉博仁醫師的努力，展現了醫師跨領域研究的成果，從整合醫療的新觀念出發，成就自己，也嘉惠了無數的病患。從他的書中，我們看到營養醫學的新未來，使醫療更趨於自然，讓自然的營養素在醫療這片土地上有另一番新的榮景，這都是醫學的榮耀，也是病患之福！

澄清醫療體系總院長　林高德

林高德

【推薦序二】

營養醫學，最好的癌症輔助療法

從事乳癌與大腸癌的診療工作已逾三十年，我常常提醒病人，很多癌症病患是「餓死」，而不是病死的！因為在治療過程中會帶來一些副作用，造成患者進食困難或營養狀況不佳，導致在極短時間內體重遽降、免疫力減弱，對癌症治療後的復元極為不利。

現今的癌症治療，除了傳統的手術、化療、放療外，也注意到「營養醫學」的重要，以專業知識提供病人維持體內平衡的各種營養素，對身體抗癌有一定的功效，這是營養醫學越來越受重視的主因。

澄清醫院的劉博仁主任除了耳鼻喉科的專業聞名遐邇外，對營養醫學也鑽研甚深。他能抽空筆耕，把學識和經驗寫成這本《疾病，不一定靠「藥」醫》，著實令人欽佩。

在美國、日本及歐洲方面，已將營養食品的能量療法紛紛納入醫學院的課程，雖然將之歸類於另類醫療或輔助治療，但可以說是替患者進行健康最大效益的整體考量，就像許多醫院規劃與成立的「癌症整合醫療中心」，將外科、腫瘤內科、放射腫瘤科、放射診斷科、病理科、營養科整合起來，這是對癌症病人最正確的醫療。為了提供另類醫療更多的學術根據，美國國家衛生研究院（NIH）在一九九八年還成立了另類醫學中心。經過這麼多年的發展，國外的營養醫學可說是一片欣欣向榮。

在台灣，營養醫學則是一門新的醫學觀念，將自然、健康的新觀念納入治療計畫中，在整合醫療（Integrative medicine）中扮演不可或缺的角色，提供優質的醫療。書中的Part 2「台灣營養醫學的臨床奇蹟」，作者舉了二十個以營養醫學治病的成功案例，其中有一位四十歲的張小姐因乳癌第二期接受手術和化療，同時也接受營養輔助療法，如今體重一直維持在四十八公斤左右，工作也做了調整，不再晚睡；飲食習慣也有很大的轉變，在全方位的配合之下，到目前為止都沒有癌症復發的跡象。

這就是整合醫療的重要，每個部分環環相扣、相互支援，從病患的立場去考量，是值得鼓勵的好醫療。而營養醫學扮演很好的「後衛」工作，有時也能成為「前鋒」角色，相信對國人的疾病預防會有很多好處。也期待隨著本書的出版，國人對台灣的營養醫學能有更深的認識與受益。

澄清醫院中港院區院長　張金堅

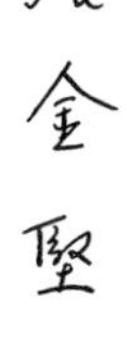

【推薦序三】

營養素平衡，正是健康的關鍵

生活緊張忙碌、飲食時間不固定、加上偏食、外食的習慣，使得現代人澱粉、蛋白質攝取量往往偏高，蔬菜、水果的攝取量又不夠，導致整體營養攝取不均衡，尤其是蔬菜水果中的微量營養素（維生素、礦物質）不容易達到建議攝取量，身體的代謝機能不能充分發揮，久而久之慢性病就可能發生了。

而現代的醫學經由實證也逐漸體認到，慢性病的治療除了藥物之外，更要注意生活作息、運動，以及營養方面的補充加強，也慢慢確立營養醫學的觀念。費利斯博士（Dr. De Felice）首先將營養醫學定義為「食物或是食物部分物質可用來提供疾病的預防或是治療，以達到健康促進的學問」，之後又提出營養醫學（Nutraceutical）這個新名詞，以營養素與藥物一起治療疾病。

有鑑於營養與疾病之間的關聯性，以及以營養素——尤其是微量營養素介入治療的研究與應用已在美國、歐洲、日本蓬勃發展，而國內的醫藥界對此卻尚有諸多懷疑的現況，我在擔任弘光科技大學醫護學院院長的期間與一些學術界及醫療界的朋友討論後，決定對這個領域展開有系統的研究，因而成立了國內第一所探討營養與疾病領域的研究所碩士班，也就是弘光科技大學營養醫學研究所，《疾病，不一定靠「藥」醫》作者劉博仁醫師，即為本所的第一屆研究生。

劉醫師的正統西醫醫術高明，又對自然醫學、功能醫學等多所鑽研，進入營養醫學研究所讀書，相信對劉醫師而言更擴大了他的視野。營養醫學研究所注重的是理論與臨床應用並重，透過細胞實驗、動物實驗及人體試驗的研究，以實際的研究數據來證明營養介入治療過程的效果。劉醫師很快地就掌握了其中奧祕，畢業論文也順利發表於相當著名的期刊，難能可貴的是，他畢業後仍然繼續鑽研營養物質用於慢性疾病的治療，而廣受病患稱頌。現在劉醫師又將其多年來的臨床經驗集結出書，相信更能造福廣大的民眾。

希望大家看了這本書之後，更注意自己平日的營養攝取，若有疾病就尋訪合適的醫生，為自己做最有效的治療。若能在醫師的指導之下，加上適當的營養補充，病情的恢復往往可以得到意想不到的成效，正如劉醫師書中所提到的——「知道重建人體細胞平衡、活化器官功能的重要，進而達到回復健康的目的」。

弘光科技大學營養醫學研究所創所所長、教授　陳伯中

陳伯中

【推薦序四】

營養醫學的最佳入門書

多年前與劉博仁醫師在因緣巧合下認識，相談之後，對於他在傳統西醫之外的廣泛涉獵及開朗的心胸甚為敬佩。他在營養醫學理論及實用上著力之深，在目前台灣的醫界中是非常難得的。

《疾病，不一定靠「藥」醫》以淺顯易懂的方式，把營養醫學的緣由及其發展做了非常完整的敘述，也詳細說明了營養醫學必須依循的原則及實際上的應用，對於有興趣在台灣將營養醫學融入整合式醫療的醫界人士，無疑有相當正面的啟發。

劉醫師在書中的Part 2也闡述這些年來為需要營養配合治療的患者所做的努力及其結果，相信不久後會成功引起醫界的共鳴。前陣子我在美國梅約診所（Mayo Clinic）的討論會議中，也將劉醫師的研究論文及其使用營養醫學搭配西醫治療的情況做了陳述，深得在場人士的認同，相信劉醫師在繼續努力之下，很快就會在國際間大放異彩。而Part 3，劉醫師除了點出一般人對於營養保健品的迷思，更貼心地提供選購七大類營養素的注意事項。想知道營養醫學是什麼，看這本書就對了！

台灣營養醫學推廣協會理事長　夏滉

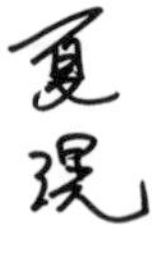

【推薦序五】

營養醫學，追求健康的新選擇

欣見新自然主義公司又有《疾病，不一定靠「藥」醫》這本好書出爐。雖然我回到美國加州開業，但對台灣的自然醫學發展仍舊非常關心。台灣這些年來，深受美國各種醫療專業消長的影響，擅長治療慢性病的美國功能性醫學和正統自然醫學也陸續傳入台灣的醫療營養相關產業。雖然台灣的醫院、醫學院和健保體制不知何時才要納入這些新的醫療專業，但是，對健康有迫切需求的民眾，知道這些新的專業可以帶來希望，寧願在健保完全不補助的情況之下，花費昂貴的代價，找尋擅長功能性醫學和自然醫學的醫師，或是購買營養補充品。

營養補充品可以治病，這是事實，因為健康的生理運作，體內必須具備正確足夠的營養素，這是很簡單的道理。但在一個藥商所把持的醫療體制之下，宣稱營養素可以治病卻是大大的忌諱，因為天然存在的營養素不能申請專利，人工合成的藥物才能有專利，一個產品有專利才能有龐大的商業利益。試想，如果身體的不平衡，是由於營養素不平衡所引起，那為何不從補充營養品或調整飲食開始入手呢？為何一定要使用人工合成藥物呢？

劉博仁醫師的這本書，是我見過從功能性醫學角度來探討營養醫學最詳細且易讀的入門中文書。台灣人每年花費將近七百億購買營養補充品，可見大家對健康有多麼渴望，但是專精營養醫學的醫師卻是鳳毛麟角，因為一般醫學院幾乎沒教營養醫學。注意，「營養醫學」不等於「營養學」，「營養醫學」這門學問是探討如何用營養素治病，而「營養學」只是探討營養素和健康人之間的關係。與其大家盲目購買，我呼籲醫療人員應該看看這本書，一方面為了病人的健康，一方面也為了讓自己不要跟不上世界的腳步。一般民眾為了自身健康，更應該多多了解營養素和疾病之間的關係，建立實用的保健知識，以免浪費不必要的醫藥資源。

台灣全民健康促進協會理事長，美國自然醫學博士　陳俊旭

陳俊旭

【作者序】

原來不打針、不吃藥也能治病

身為耳鼻喉科醫師，在二十多年的診療經驗中，深深感受到西醫所面臨的困境。運用西藥，的確可以有效地將許多症狀控制住，卻常常無法徹底消除患者的病根。當我接觸營養醫學之後才發現：原來營養素的不平衡，才是現代人許多疾病的根本原因。在國外行之有年、具有實證基礎的營養醫學，也正好是目前台灣的西醫領域缺乏的一塊重要拼圖，用在治療癌症、心血管疾病、腸胃道疾病、慢性疲勞等的效果非常顯著。原來，疾病真的不一定要靠「藥」醫！我也深深地相信，將營養醫學納入的整合醫療，將是台灣未來的趨勢。

然而，營養醫學在台灣還是一個很新的觀念，我發現許多人常把它和食療、吃保健食品混為一談，因此才有了寫這本書的念頭。若你對於營養醫學到底是什麼感到好奇，建議你讀書中的前言和 Part 1，裡頭對於營養醫學的定義和發展現況有很清楚的介紹。至於有過敏、腸道、心血管、癌症等疾病的患者和家屬，建議你看看 Part 2。裡頭公開了二十個營養醫學門診的本土成功案例，你可以了解我如何藉由一滴血檢查、過敏檢測等方法，找出患者真正的病因，以及如何運用營養素和生活調理配方，讓患者改善病情，甚至不再復發。期待這部分能讓許多久病不癒的患者重新燃起希望，也能讓更多醫療專業人員投入這個領域，為更多患者帶來福音。要特別提醒的是，由於每個患者體質不同，絕不能看著書上的處方箋就照表操課，務必要事先詢問營養醫學專家的意見。

另外，由於許多人都有吃健康食品的習慣，卻可能有錯誤的觀念而不自知，例如以為只要吃魚油就可以保養心血管，卻不知道若是長期吃合成型式的魚油，可能造成脂肪肝；甚至有醫師吃了輔酵素Q_{10}來抗氧化，卻不清楚要產生療效，得有好的生物科技和其他營養素搭配才行。尤其是近來的「塑化劑風波」，揭露出營養保健品的大黑洞，使許多人開始戰戰兢兢，擔心自己吃的營養品來源有問題，甚至連一些專業的醫療人員對於自己吃對吃錯也沒有十足的把握，這些現象看在我眼裡實在非常痛心。如果因為缺乏專業的知識和管道，讓很多人從此因噎廢食，再也不敢吃營養補充品，那真的是一大遺憾。因此，我在Part 3特別提供最重要的七大類營養素，對於該怎麼買、怎麼吃、功效、禁忌和適用範圍等等，都做了完整的解說。如果你只需要DIY做一般的保健，Part 3就是非常好用的指南。

很希望透過這本書，為大眾盡一份棉薄之力，達到善知識的傳播。除了讓一般讀者真正認識「營養醫學」這個新名詞，發現除了打針吃藥以外，還有營養醫學這個更好的看病、保健新選擇。也希望專業的醫療從業人員，能從中得到未來從事營養醫學或是整合醫療的經驗和動力。

我也要感謝在學習營養醫學這一路上給我提攜及鼓勵的前輩，包括澄清醫院林高德總院長及張金堅院長、營養醫學推廣學會理事長夏滉博士、弘光科技大學營養醫學研究所前所長陳伯中教授、郭志宏副教授以及我的學長——光田醫院內科部主任柯萬盛醫師、東華醫院副院長汪國麟醫師，沒有您們的指導，這本書是不可能寫出來的。

最後，我要感謝新自然主義公司發行人洪美華、總編蔡幼華以及編輯錢滿姿的不吝指教及辛苦審稿，以及科瑩健康事業有限公司吳曉君營養師及王麗婷小姐的協助，當然也要感謝我的家人，父母親的教誨、妻子鳳玲的全心支持、子女的懂事獨立，讓我無後顧之憂地完成這本書。最後祝福所有讀者身心健康、幸福快樂。

本書作者，澄清醫院中港院區營養醫學門診主任　劉博仁

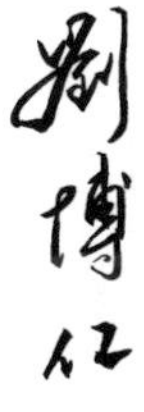

【前言】
我正走在營養醫學的奇蹟之途

西方有一句老諺語「You are What You Eat」，我們的老祖宗也告訴我們「醫食同源」，但如果說營養素能治病，很多人可能會跳出來反對，十年以前的我也是如此。因為從小生病都是看西醫，後來又在醫學院接受正統的西醫教育，想當然爾會認為，除了國家認可的醫療模式外，其他的治療方法都是嘩眾取寵、不入流的方法，甚至連中醫也不例外。這樣的觀念一直到民國七十九年，我成為一個菜鳥住院醫師，在一個特殊的機緣下親眼見證了「針灸」的妙用後，我才開始有了轉變。

兩根針改變了我的觀念

當天，我剛好值夜班，晚上八點左右，一個四十歲左右的患者被抬入急診室，看起來應該是急性腰扭傷，導致無法動彈，雙頰直冒冷汗，可以看出他相當地疼痛，因此趕緊送進處置室。當時，我的腦海立刻出現許多腰痛的鑑別診斷：如椎間盤突出、腰椎壓迫性骨折等等。當我正想開處方及檢查幫患者處置時，一位資深神經外科主治醫師突然出現，並到處置室去看那位患者，好像是他熟識的朋友，因此我也就不方便進去處置。沒想到才過了十五分鐘，那位患者居然神態輕鬆地走出來，還頻頻跟那位醫師道謝。

「天哪？他是怎麼好的？我都還沒請護士幫忙打止痛針呢？」後來我才知道，原來當天那位醫師是進去幫他針灸，在患者臀部的「環跳」及手背的「腰腿點」等穴位施針。「居然兩根針就立刻緩解急性腰扭傷的疼痛？」這對我而言是一大衝擊，這衝擊不但改變我對傳統醫學的認知，也激起了我對其他治療方法的興趣。

為了求得解答，我便積極利用週休假日向民間針灸老師學習，並在中國醫藥學院針灸研習班上課，最後通過筆試和口試，在六十位醫師當中，以第二名的優異成績結業。為了達到「針人合一」的境界，我將人體穴位記得滾瓜爛熟，在口試時連主考官也被我嚇了一跳呢！

現在的我，因醫療業務忙碌，已未曾再幫患者針灸，但有時同仁或家人有些落枕或是腸胃小問題時，我還是會臨時下海扎上一、二針，或是當患者有些特殊問題詢問我有無其他療法時，如果合乎針灸適應症像是顏面神經麻痺、慢性頭痛等等，我也會推薦他們去找中醫針灸科處理。

成為最會抓老鼠的好貓

花這麼多時間談針灸，相信讀者一定會忍不住問：「針灸和營養醫學這個主題有關係嗎？」其實，我想透過針灸這件事告訴讀者的是：「黑貓白貓，會捉老鼠的就是好貓。」前中國醫藥學院董事長以及總統府資政陳立夫先生也說過：「救人的方法越多越好。」這就是我現在的想法。「救人」和「治病」，並沒有所謂絕對的、唯一的好辦法，一味的強調本位主義是非常不智的。只要對患者有幫助，不論是中醫、針灸、藥草或營養醫學等等，都應該採取開放的態度多了解和學習，這才是患者之福。

「成為最會抓老鼠的好貓」這個信念，在民國八十二年我通過家庭醫學科專科醫師考試，進入家醫這個講究全人醫療的專科後，變得更加堅定了。家醫的基本訓練是把人當成一個整體來看，因此治療疾病時，不可以頭痛醫頭、腳痛醫腳，而是要從全體的觀點，包括身體、心理、家庭以及社區去考量患者的身體狀況，了解疾病產生的真正原因，而這樣的醫病觀念對於我轉投耳鼻喉科領域後影響頗深。因為有家庭醫學科的訓練背景，讓我在診斷耳鼻喉科的疾病時，也會想到其他系統的相關疾病，甚至和病人一起生活的家人狀況。

舉例來說，一位患者因為頭暈、眩暈症狀來求診時，我除了會仔細檢查患者是否有內耳特殊狀況，像是俗稱耳石脫落的陣發姿勢性眩暈症、梅尼爾氏症或是內耳神經發炎等外，還要去思考，患者是否有高血壓、糖尿病、高血脂、高尿酸、新陳代謝症候群、打鼾、睡眠呼吸中止症、脂肪肝、冠狀動脈心臟病等疾病，因為這些動脈硬化相關疾病也有可能造成暈眩。換句話說，只要醫師多考量一下患者的狀況，就可以減少許多未來罹患重大疾病的機會。

正因為有了家醫科的全人關照觀念，從民國八十七年底擔任耳鼻喉科主任至今，我在門診發現了許許多多的怪現象，那就是很多人都把治療疾病的問題丟給醫生，卻忽略了飲食或生活方式才是影響健康的重要因素。例如許多罹患過敏的患者，明知道哪些東西不能接觸，卻不願意改善；還有一些家長帶著有兩管鼻涕的小朋友來求診，希望我開藥給孩子吃，孩子的手上卻拿著冷飲喝。事實上，在我開始研究營養醫學後，便發現許多過敏疾病只要查出過敏原，盡量避免接觸，加上規律運動，以及持續補充一些不錯的營養素後，就可以降低發作的機會。也就是說，飲食和營養素在疾病的治療上，其實扮演了非常重要的角色。

與營養醫學的初次邂逅

隨著我對醫療觀點的轉變，我開始關照的醫療方法也越來越多元，因而有了和營養醫學初次接觸的機會，那是民國九十三年的事了。

當年一位醫學學養很高的學長汪國麟醫師（現任竹山東華醫院副院長）邀請我參加一場關於自由基的研討會，會中探討有關自由基對身體的危害，以及防治的方法。那場研討會等於打開了我的天眼，讓我知道，原來營養素在抗老化以及疾病調整方面有相當的加分作用。當時擔任放射腫瘤科主任的某位醫師，便以自己多年的皮膚過敏疾病當成分享案例，告訴與會者，原來他的過敏是汞等重金屬慢性中毒所引起的，經過重金屬排毒螯合療法（chelation therapy）治療後，他慢性皮膚過敏的問題竟神奇地痊癒了。

不需要打針、開刀或吃藥，光靠營養素、排毒就可以治病？那場研討會讓我接觸全新的醫療觀點，對在醫學院才修過一個營養學分的我來說，真是大大開了眼界。因此在那場研討會之後，我就像當初迷針灸一樣，對營養醫學深深著迷，並買了許多關於營養素以及自然療法的書籍，開始自我進修。

接著我陸續參加了美國重金屬中毒以及排毒螯合療法會議與營養療法在各種疾

病的治療應用研討會，並分別取得了專業考試（IBCMT, international board of clinical metal toxicology）以及專業認證（IBALM, international board of advanced longevity medicine）資格。這一連串的研習、進修，讓我習得了藉由營養素及排毒法的治病過程，還有對於過敏、腸道、婦女疾病、抗老、癌症調理的營養療法運用。這些歐美國家的研究結果，深深打動了我，不僅開啟了我的視野，同時也讓我在心中埋下往這方面發展的種子。

由於營養學的相關研究與臨床運用在台灣仍屬啟蒙階段，為了更進一步了解這種新的治療方法，我與汪學長以及光田醫院內科部主任柯萬盛醫師組成讀書會，努力吸收各種關於疾病及腫瘤的營養治療學。雖然犧牲了不少與家人相處的時光，但我很高興能參與其中，為患者尋找另一條解決問題的道路。正因為這份熱情與執著，在柯主任的建議下，我考上了弘光科技大學第一屆營養醫學研究所，雖然要一邊開刀一邊看門診，還得身兼教學及研究的行政業務，但為了我心中的最高理想，我開始踏上鑽研營養醫學的研究道路。

見證營養醫學的奇蹟

在當時的所長陳伯中教授的指導以及郭志宏副教授的協助下，我決定以「氣喘患者之營養介入」為題目來進行相關研究。經由所長的引薦，我認識了營養醫學界的權威專家夏滉博士，以其提供的天然營養處方來為氣喘患者調整體質。

最初，這只是我一個論文的研究，沒想到三十位參加「營養介入」試驗的氣喘患者，在嚴謹的控制下，獲得相當良好的成效，不但患者本身的營養狀況大幅改善，連生活品質也有了顯著驚人的進步。坦白說，我太太也是受驗者之一，她因一次感冒而誘發輕度氣喘體質，但在經過兩個月的營養處方調養後，直到今天，她這方面的症狀未曾發作過。套句魔術師劉謙常用的一句話：「這是見證奇蹟的時候。」

除了我太太是最佳受惠者外，其實我個人也是營養醫學奇蹟的見證者。我曾因為胃病折磨，不僅夜間胸痛、無法平躺，嚴重影響睡眠，甚至因為胃液刺激聲帶，連講話都受到影響，這讓愛唱歌的我心情相當沮喪。透過胃鏡檢查，發現是胃食道逆流所引起，這疾病很不容易根治，因此我的主治醫師開了氫離子幫浦阻斷劑（PPI）讓我服用。這種藥物可瞬間減輕胃酸的酸度，雖然短時間解除我的不適，但卻非常容易復發，我相信有同樣困擾的人都可以理解。可怕的是，氫離子幫浦阻斷劑若長期服用，恐有鈣質流失進而造成骨質疏鬆的風險，因此我後來便根據營養醫學的處方，以大量益生菌、含甘草及蘆薈的麩醯胺酸、植物酵素自我調理，加上改變生活方式，徹底解決我的胃食道逆流症狀。如今一年中雖偶爾有一、二次小發作，但已不再造成生活上的不便。

這樣的親身體驗，更讓我相信，只要處方對了，再搭配正常的生活作息，一定可以幫助大家改善許多疾病。

為了落實我的所學與所用，我於民國九十七年在台中澄清醫院開設了營養醫學門診。在台灣，雖然以自然療法為號召的診所都有類似的門診，但就我所知，這是教學醫院第一個設立的營養醫學門診，意義自然不同。要知道，現代醫學講究的是實證醫學（Evidence-based medicine），在這個門診裡，我可以用實證醫學的態度，透過儀器的分析、營養素劑量的調配來治療患者的疾病，說起來，這可是教學醫院的創舉呢！

這些年來，透過營養醫學門診，我看到了許多過敏疾病（鼻竇炎、氣喘、異位性皮膚炎）、肝膽腸胃疾病（脂肪肝、胃食道逆流、大腸激躁症）、婦女疾病（更年期、乾燥症、念珠菌感染）、心血管疾病（高血壓、新陳代謝症候群）、癌症（乳癌、大腸癌、口腔癌）等等，都在補充正確的營養素後，獲得很大的改善或根治，讓我對營養醫學的效用更加堅信不移。

遠離疾病，打造健康人生

雖然正確地使用營養素對疾病的改善有很大幫助，但攻讀研究所期間，在夏博士指導下，我也看到了營養補充品產業界的黑暗面。不肖業者及廠商所生產的不良營養補充品非但不能帶給大眾健康，反而可能經由長期食用，對身體帶來更大的傷害。像一些經常出現在電視廣告上的維他命品牌，事實上含有多種人工色素以及防腐劑，吃多了體內反而會累積苯，如果是過動症的小朋友，長期補充更會加重過動傾向，實在不可不慎。

為了讓更多人認識營養醫學的強大效用，並避免買到不肖業者黑心製造的產品，我決心將我的研究心得及這些年來臨床上治療所得到的最好實證，和所有讀者分享。希望大家都可以藉此看到一片光，從現有西醫的領域中，找到更多療癒的機會，透過營養醫學的調配，走出疾病的陰霾，打造健康人生。

Part 1

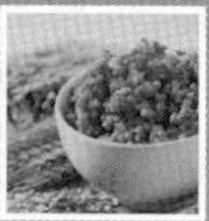

初體驗

一起來認識營養醫學

你相信嗎？不吃藥不打針，光靠補充營養素和調整生活，其實許多疾病就可以不藥而癒？國內近年來吹起的一股自然療法風潮，其中「營養醫學」因為療效神奇而越來越受重視。

到底什麼是營養醫學？是一種飲食療法嗎？它和一般保健食品有何不同？要怎樣才能達到治病或保健的功效？

現在，就讓我們一起揭開營養醫學的神秘面紗，找到健康之道的關鍵密碼。

什麼是營養醫學？

在開始介紹營養醫學前，我想先問問讀者，你聽到「營養醫學」會想到什麼呢？「是和食物有關嗎？」「應該是吃了會讓身體更健康的營養品吧？」事實上，大家說得都對，也說得有點不對。因為營養醫學中的營養概念的確來自食物，但是它的功效不僅在於補充營養，而是透過營養素的增減來達到身體健康的目的，換句話說，就是預防或是治療疾病，讓身體可以更健康。

為什麼會想到用營養素來治療疾病呢？事實上營養醫學（Nutraceutical）目前是一門不算新，但是又令人充滿期待的學科，不但有時時更新的研究論文作為這類醫學的後盾，而且在生物科技產業的積極研發下，其力量已不可小覷。

第一個提出營養醫學概念的人是美國醫療創新產業基金會主席費利斯博士（Dr. Stephen De Felice），他在一九七六年將營養醫學定義為「食物或是食物部分物質可用來提供疾病的預防或是治療，以達到健康促進的學問」，之後又在一九八九年提出一個新的名詞——Nutraceutical，也就是結合Nutrition（營養）加上Pharmaceutical（藥用學），也就是以營養素取代藥物來當作治療疾病的相關醫學。

而一九九九年美國學者鄒塞（Zeisel）在《科學雜誌》（*Science*）重新闡釋Nutraceutical的定義，認為營養醫學是從食物或是其他物質提煉出具有生物活性（bioactive）的物質，經濃縮後以明確劑量的方式作為營養補充，以達到促進身體健康的目的。另外日本也提出了「功能性食物」（functional food）一詞，定義為天然的或是配方組成的食物，用以促進生理的表現，並可用來預防或是治療特殊疾病。

用營養素重建體內平衡

雖然營養醫學的概念出現得很早，但真正將營養醫學發揚光大的人是美國「功能醫學之父」布蘭德教授（Dr. Jeffrey Bland），因為他是第一個將營養醫學當成實證醫學來進行研究，以確認營養素對我們人體細胞的影響。他於一九九三年在華盛頓州成立了功能醫學院（IFM，網址：www.functionalmedicine.org），專門研究人體細胞與營養素之間的關係，特別是治療各種慢性疾病、癌症，以及抗衰老的方法。

和正統西醫總是將疾病的治療重點放在個別症狀上不同，功能醫學強調的是預防以及處理可能造成疾病的原因，並將營養素的劑量、配方以實證醫學的作法來強化治療的標準法則，主要目的是要重建人體細胞的平衡，進而達到活化器官功能、回復健康的目的。功能醫學認為人之所以會生病，是因為我們的身體處在不平衡的狀態，這種不平衡包括了：

- 荷爾蒙及神經傳導物質不平衡
- 氧化還原不平衡及粒腺體病變（mitochondropathy）
- 排毒及生物生化轉換不平衡
- 免疫不平衡
- 發炎不平衡
- 消化、吸收及微生物菌叢不平衡
- 從細胞膜功能到骨骼肌肉系統的結構不平衡

因此，想要回復身體健康，就要重建體內的平衡，而最好的方法便是從細胞著手，透過營養素重現細胞的活力，並提升器官的儲備能量，如此一來，就可以達到提升健康及延長壽命的目的。

營養醫學成為另類治療主軸

這就是布蘭德教授所提倡的功能醫學中最重要的一環，希望可以透過以許多營養素，包括維生素、礦物質、微量元素、草本植物等，做不同配方組合，來達到治療甚至預防疾病的目的，而這也正是我們所說的營養醫學的重點：不只是注意基本營養的需求，而是從調整一個人的細胞分子到器官功能，從全人的觀點去達到健康的目的。

在國外，經過這麼多年的發展後，營養醫學已是一片欣欣向榮了，更是用來治療癌症、心血管疾病、腸胃道疾病、慢性疲勞及肌炎、戒斷毒品等良方。以美國醫療界龍頭——梅約醫學中心（Mayo Clinic）為例，其整合醫療中心主任鮑爾（Brent A. Bauer）就倡導要以各種具實證理論的整合治療法來治療患者聞名，而「營養醫學」更是他仰重的治療主軸。

營養醫學在台灣

親愛的讀者，當你聽到國外已經有這麼有用又科學的醫療方法時，相信你一定也和我一樣，迫不及待地想要問：那國內呢？我們的營養醫學研究又如何呢？有怎樣的發展呢？坦白說，起步真的有點晚。

要談國內的營養醫學，那就一定得先認識夏滉博士，也是我在研究所認識的老師。因為上過他的課，我才真正了解到營養醫學補充品的製程細節及應用方法。事實上，夏博士於一九八〇年中期在美國加州大學爾灣校區從事研究時，就已經蒐集了有關營養的流行病學研究，包括營養與疾病相關性；營養與放射線、化療傷害的預防及傷害後的改善等珍貴資料。之後，他與美國加州洛杉磯分校布洛克教授（Dr. Block，腫瘤醫學權威）、克拉克博士（Dr. Clark，流行病學權威，也是硒酵母的臨床腫瘤研究先驅）、弗羅克斯博士（Dr. Flokers，輔酵素Q_{10}之父）等世界級權威熟識交流，並親自參與營養醫學製程。因為他，才有這麼多關於營養醫學應用的法則被帶回國內並且開枝散葉。目前國內許多醫師、藥師、營養師都是他的學生，我有許多觀念也深受他的影響，並且在臨床上發展出屬於自己的應用準則。

身體的真正病根——營養失調

雖然「營養醫學」在國內仍是一門新的學科觀念，但從自然療法（另類療法）的觀點來界定，有學者認為營養醫學應該算是整合醫療（Integrative medicine）的一部分。事實上，整合醫療的觀念就是試著將對健康最好、無害且自然的觀念及應用納入治療計畫中，其最根本的理念在於：人體擁有自然自癒的潛能。因此總的來說，我認同「營養醫學是整合醫學的一部分」這個說法。

「整合」是什麼意思呢？我們的老祖宗老子說得很清楚：「昔之得一者，天得一以清；地得一以寧；神得一以靈；谷得一以盈；萬物得一以生；侯王得一以為天下貞。」這其中一再強調的就是這「一」字，即整合之意，整合即是王道。

而現在，這樣的整合思想也成了醫界的主流，像是許多醫院都在做的「癌症整合醫療中心」，即是整合外科、腫瘤內科、放射腫瘤科、放射診斷科、病理科、營養科等來替患者進行健康最大效益的整體考量，其中又以「營養」這個範疇越來越被重視。

這是為什麼呢？因為經過研究發現，很多癌症患者並不是死於癌症本身，而是因為化學治療導致營養不足而喪命，因此營養學的研究在癌症治療的成效上，就扮演了舉足輕重的角色。現任我們澄清醫院中港院區院長，也是乳癌治療權威的台大醫院教授張金堅就任時，也特別強調「整合」的觀念，認為我們除了要積極提倡外，更要努力去落實。

正因為有不少前輩的勉勵，我不但要盡最大的努力來專精營養學的研究，為患者謀求最大福利，我在弘光科技大學擔任營養系講師的同時，也一再勉勵營養系學生，希望他們好好充實學術素養，因為營養醫學在患者照顧上是相當重要的。

劉醫師時間

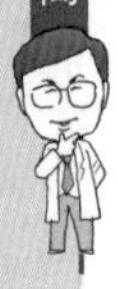

「整合醫學」整合了哪些醫學呢？

目前這股整合醫療範疇，從大家熟知的傳統中醫、針灸、藥膳、整脊、推拿按摩外，還包含了功能醫學、營養醫學、分子矯正醫學、自然療法、斷食、大腸水療、酵素療法、飲食療法、靜坐、冥想、氣功、催眠、瑜伽、花精療法、音樂療法、芳香療法、色彩療法、能量醫學、生物能訊息醫學、磁場療法、全細胞生物療法、高熱療法、純氧療法、同類療法或人智醫學等，項目相當多，但關照的面向也就更多了。

不打針、不吃藥真的可以治病嗎？

很多人長期接受西醫的治療，可能很難一下子就接受「不一定要吃藥才能治病」的觀念，而且心中難免會有疑問：「這些非傳統西醫的醫療主張究竟可不可靠呢？」其實，我們不妨參考一下，比我們早很多年就發展西醫主流的歐美國家，如何看待與信賴這些非正統西醫的另類療法。

- 美國國家衛生研究院（National Institute of Health, NIH）在一九八六年針對一般民眾進行另類醫學治療滿意度調查，結果顯示有九〇％受訪者感到滿意。

- 美國國會於一九九一年十一月二十一日同意在美國國家衛生研究院下成立「另類醫學辦公室」（Office of Alternative Medicine）。
- 一九九三年成立「輔助及另類醫學科」。
- 一九九四年美國國會又通過飲食補充健康及教育行動（DSHEA, Dietary Supplement Health and Education Act），之後並輔助另類醫學科於一九九八年升格為「輔助及另類醫學中心」（National Center of Complimentary and Alternative Medicine, NCCAM，網址是nccam.nih.gov）。

這一連串的行動及作法，在在證明一件事，那就是這些另類輔助療法在美國不但欣欣向榮，而且備受肯定，這一點更可以從接受自然療法亦可享有保險給付上得到應證。為什麼美國保險公司願意提供這樣的保障呢？因為保險公司早已發現自然療法提供的是積極預防以及不用藥物的營養療法，不但可降低患者的併發症，相對也能降低醫療的耗用。

可惜在國內，全民健保的給付仍以正統西醫及中醫為主，其他的自然療法只能用在自費市場，只有一般對整合醫療、自然療法有興趣的專業診所才會採取營養醫學的醫療行為，一般醫院更是少之又少。雖然營養醫學目前在台灣尚處於各自為政、道聽塗說、廠商主導的時期，但是在國內醫界人士的努力下，這股自然營養療法風潮已漸漸吹起。以我國慢於美國五至十年的科技經驗為例，我相信在未來，營養醫學在國內將會越來越受重視，且主要療法將以癌症、神經、過敏、腸道等疾病為主。

透過這本書，我希望可以將營養醫學的觀點傳播出去，讓更多人知道，醫病的選擇可以有很多種，更希望讓擁有醫學與營養專業背景的人，對營養醫學的療效有更多的認識，在預防疾病及癌症治療上可以有更多的應用與研究。儘管現在國內的營養醫學應用還屬於各做各的階段，還沒有專屬的學會組織來集結眾人之力，但目前在內政部已有台灣營養醫學推廣學會（網址：www.nutraceutical.org.tw）註冊，如果對於營養醫學有興趣，或想要進一步了解的醫療從業人員，都可以參與其定期舉辦的營養醫學訓練課程。

營養醫學用實證建立專業

細心的讀者是否已經發現，並疑問著：為什麼自然療法這麼多，卻只有營養醫學可以堂堂進入醫學院與醫院大門，甚至有這麼多的醫師開始做起研究呢？道理其實很簡單，因為目前所謂的主流醫學，仍以講求證據的實證醫學為主，藥要怎麼給？療程要多久？所有藥物以及新的手術方法都應該經過嚴格的考驗，在隨機雙盲試驗的過程中探討各種療效。而營養醫學也重視這一塊，並沒有因為給的不是藥物，就可以隨便給。因此哪種疾病該使用哪些營養素，劑量是多少？吃多久？每個處方都要有憑有據，不是亂猜也不是隨便配的。所以現在有越來越多的醫院開始重視營養醫學在臨床上，特別是對癌症患者營養補充上的療效。

一滴活血看穿疾病樣貌

正因為營養醫學也一樣講究實證的檢驗，因此我在從事營養醫學的治療時，不但需參考患者所有的檢驗報告，同時還會藉助一項檢查，那就是一滴活血及乾血檢查。所謂的一滴血檢查是從患者的手指採集一小滴血，在顯微鏡下分析，我們常看見坊間許多非醫療相關人員以此檢查胡亂解讀，來從事一些商業行銷手法，這對一般消費大眾是不公平的。事實上，這項看似簡單的檢查需要透過嚴格的專業訓練及經驗累積才能看出端倪。我在這項檢查當中，重新檢視血液中的大千世界，從放大六〇〇至一〇〇〇倍的玻片當中，常看到令人想像不到的微觀病態，也提供微營養狀態不良的訊息。

我曾經在一個皮膚嚴重過敏的患者血液中，看到了許多毒素及重金屬中毒的跡象，因此為他安排了排毒營養療法，短短兩個月，就讓他的過敏完全痊癒，這算是奇蹟嗎？我不知道，但我很開心患者痊癒了。

另一位優秀的高中女學生因為嚴重異位性皮膚炎而罹患憂鬱症，當徬徨無助的父親帶她來營養醫學門診時，我看到好似抱著最後希望的眼神，經檢查發現她的血中有大量自由基以及超多過氧化脂質出現，經過嚴格的飲食指導以及多重營養素配方調整，三個月後，她的異位性皮膚炎居然好了九成，這又是另一個奇蹟。

除了身體疾病的治療外，我在臨床上還發現營養補充也對情緒有所幫助。一位行為異常衝動的五歲小朋友，在幼稚園內因為過動而被介紹來營養醫學門診。從一滴血液檢查發現小男孩的紅血球外形成不規則型，而且血清中散著許多奇異結晶，問他母親有關小朋友的飲食狀態後才發現，這個孩子總是吃著鹽酥雞、炸薯條，喝著奶茶，喜歡吃蛋糕，所以正餐都沒好好吃，難怪血球細胞膜會不正常，相信腦神經系統也受到影響，神經傳導物質或是神經細胞膜極度不穩定，產生放電異常。後來我建議他母親盡量在家中煮飯，將油炸、精緻糖相關食物零嘴停掉，再配上個人化的營養素，三個月後其惱人的過動行為改善了一半以上，本來需要找小兒身心科醫師評估的小朋友，只靠飲食以及營養療法，居然就改善了過動現象，這也讓我覺得頗有成就感。

劉醫師時間

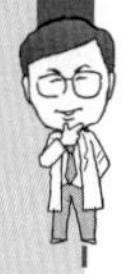

一滴活血與乾血檢查

一滴活血及乾血檢查是靈敏度高但是特異性低的一項篩檢工具，也就是說作完這項檢驗時，我們可以很容易就發現血液中是否有不正常的現象，但卻無法很快地推斷是哪裡出了問題，也無法遽下結論，因此還需要配合其他檢查。本書「PART 2」的實證案例會特別提到不同病症的活血及乾血表現，因此在此先簡略整理出常見以及應該注意或是追蹤的項目。

●活血檢查

1. 紅血球串聯：代表過敏、顯微性缺氧、偏酸體質、脂肪代謝不良、消化系統不佳、抽菸、壓力等。
2. 紅血球大小及型態改變：如缺鐵性貧血、維生素 B_6 或 B_{12} 或葉酸不足、地中海型貧血、化學或是塑化污染、骨髓功能欠佳、脾臟或膽囊功能不良、寄生蟲或病毒感染等。
3. 白血球型態、活動力、分布之變化：相關情形如過敏、念珠菌感染、癌症化療及放射治療之變化、其他感染症、營養素如牛磺酸不足等。
4. 血小板凝集變化：可能是氧化壓力過大、乳糜微粒過多、過敏、消化系統不良、血栓形成等。
5. 結晶形成：如膽固醇、尿酸、糖結晶等，需配合抽血檢測以確定。
6. 斑塊或過氧化脂質：這是血中的垃圾，與高油脂飲食、油炸物攝取過多、氧化壓力過大、血管老化速度增加、消化酵素不足等有關。

7.菌體出現：細菌、念珠菌、黴漿菌等，這一點都不誇張，念珠菌與嗜吃甜食有關，黴漿菌出現，我會再安排血清抗體檢驗以證明。
8.肝壓力線：與肝臟解毒力下降、各種肝炎、熬夜、便祕、喝酒等有關。

●乾血檢查

1.自由基評估：可初步了解體內抗氧化力及自由基的狀況。
2.重金屬污染的可能：如果出現重金屬黑圈，則可配合排毒療法，許多皮膚疑難雜症都有可能出現。
3.其他：如發炎、對應臟器的評估等。

正因為營養醫學要求像傳統西醫一樣有憑有據，因此營養醫學的支持者們都以嚴謹的心態，依患者個人身體狀況去調製每一道營養配方，加上在各國產學合作研究下，關於營養醫學的論文也頗具水準，因此都能收到不錯的療效。只不過，目前最大的風險在於，進入營養醫學領域的門檻不像正統醫學那樣，需要通過競爭激烈的考試與長久的訓練，因此吸引了許多非醫學背景的人來參與，進而造成坊間良莠不齊的亂象。

在此，我建議有心從事營養醫學研究與行為的醫療相關人員，如果真有心要在這塊領域耕耘，一定要多涉獵相關知識，千萬不要被廠商或行銷人員所蒙蔽，否則一旦吃出問題，影響的可是自己的專業形象。

營養醫學需要的是專業和品質

既然只要吃營養品就可以改善身體、治療疾病，相信很多讀者會想：那我到藥局買健康食品來補充就好了，根本不用再看醫生了吧！在此我要鄭重地告訴你，營養醫學可不是你自己去買健康食品那麼簡單，事實上，營養醫學和一般保健食品最大的差異就在於專業性與對人體的認識不同。

根據經濟部二〇〇八年的統計發現，國人每年吃掉的保健食品高達六百七十億新台幣，足以蓋棟台北一〇一大樓，可看出國人使用保健食品的瘋狂程度，不過療效或是保健效果如何則是眾說紛紜。在我看來，花冤枉錢的占大多數，可能該吃的沒吃到，不該吃的卻吃太多，或是吃的營養品配方有問題，含太多防腐劑、添加物或是色素等。

成分不明、標示不清吃不得

我在門診時，常有患者提著一罐罐不同的保健食品來找我。有些是從國外買來的，有些是跟國內地下電台購買的，比較糟糕的是標示不清或是成分不明的。如果你認為這沒什麼大關係，那就大錯特錯了。在我還沒開始研究營養醫學前，我對於這方面的資訊也不是很清楚，因此當患者問我吃一些大廠牌的營養品好不好時，我都說「可以啦！」「應該沒關係。」現在我才知道錯了，因為保健食品的補充要看「目的」。

在營養醫學門診這幾年當中，患者諮詢的問題相當多樣化，從癌症患者到各類過敏性疾病、骨關節疾病、心血管疾病、腦部相關病變、胃腸道疾病、泌尿系統疾病、內分泌疾病、婦科疾病、皮膚疾病等都有。因為大部分都是為了要調養身體，因此營養處方非常重要，除了要有療效之外，也要注意不可以有傷害（no harm），如果吃錯了，或是吃到不良的營養品，對身體的傷害就更大了。

劉醫師時間

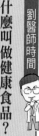

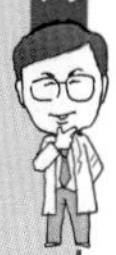

什麼叫做健康食品？

我國健康食品管理法早在一九九九年二月三日就公布，自此以後「健康食品」可不能隨便亂用。在二〇〇六年修法後，明訂其定義為「指具有保健功效，並標示或廣告其具該功效之食品」，而所稱保健功效定義為「增進民眾健康、減少疾病危害風險，且具有實質科學證據之功效，非屬治療、矯正人類疾病之醫療功效，並經中央主管機關公告者」。

而目前衛生署認定的保健功效包括：(1)調節血脂功能；(2)免疫調節功能；(3)腸胃功能改善；(4)改善骨質疏鬆；(5)牙齒保健；(6)調節血糖；(7)護肝（針對化學性肝損傷）；(8)抗疲勞功能；(9)延緩衰老功能；(10)輔助調節血壓功能；(11)增進鐵吸收能力；(12)輔助調整過敏體質功能；(13)不易形成體脂肪功能。

要療效就需要專業配方

由於營養醫學所面對的是已經罹患疾病或是處於亞健康狀態的患者，要達到療效，所使用的營養處方必須吹毛求疵，與民眾可自行購買的「健康食品」當然會有所不同。以下是幾個營養醫學專業醫師在使用營養素時所考量的重點：

一、**來源是否有污染**：如重金屬污染、塑化劑、戴奧辛、荷爾蒙等。這可請廠商或是藥局提供相關證明文件。

二、**是合成或天然的**：這牽涉到治療的療效，不可輕忽。以魚油Ω3多元不飽和脂肪酸EPA及DHA來說，我認為合成型EE型式不但不容易吸收，長期服用還可能會有反效果，例如造成脂肪肝等。

三、**劑量及種類是否足夠**：以治療過敏相關疾病來說，服用益生菌（Probiotics）數目及種類多寡將是治療的關鍵，而且是否有添加益菌原（Prebiotics）也是相當重要的。

四、**綜合配方會比單一配方有效**：如以抗自由基之抗氧化劑來說，若能同時有維生素C、E、生物類黃酮、兒茶素、葡萄籽之前花青素等，絕對比單單服用一顆維生素C有效多了。

五、**種類及劑量與治療效果息息相關**：像開藥治病一樣，營養素最好是量身訂作（Tailor-made）的。例如使用輔酵素Q_{10}這種抗氧化劑時，一般保健只要每天三〇～六〇毫克即可，但是有心臟相關疾病的患者則可用到每天一〇〇～三〇〇毫克，帕金森氏症或是老年癡呆症者則可能每天需用到二〇〇～一〇〇〇毫克。

六、**留意與藥物間的交互作用**：眾所周知，如果把納豆激酶、高劑量魚油（每天六公克）、高單位維生素E（每天八〇〇國際單位）、高劑量銀杏（每天三〇〇毫克）和抗凝血藥物如阿斯匹靈、可邁丁錠（Coumadin）、或是保栓通（Plavix）等藥物同時使用的話，將有出血的風險。

七、是否含防腐劑、食用色素或是其他添加物：這是我非常重視的部分。因為有許多過敏疾病患者若吃到這些添加物反而會加重過敏症狀。例如有些保健食品添加苯甲酸鈉防腐劑，但如果是補充維生素C的營養品則會將苯甲酸鈉還原成苯，而苯卻是會致癌的，因此這樣的營養補充品真的不如不吃。

劉醫師時間

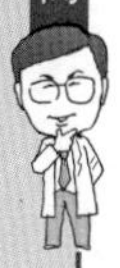

可怕的塑化劑

二〇一一年五月全台爆發嚴重的食品添加物危害事件——起雲劑添加塑化劑。起雲劑（Cloudy Agent）原本是合法的食品添加乳化劑，由多種材料混合調配而成，包括阿拉伯膠、鹽類、澱粉和棕櫚油等，主要作用是讓原本透明的飲料產生霧狀，讓產品看起來稠密，增加口感；另外也可以使粉狀食品更快速溶解在水中，增加溶解度。但是這次事件中，不肖業者使用成本少了五倍的「塑化劑」，也就是鄰苯二甲酸二（2-乙基己基）酯（DEHP）的塑化劑，代替了起雲劑中的「棕櫚油」。

這種DEHP塑化劑，在動物實驗中確實會引發肝臟腫瘤，而且DEHP還有類似雌性荷爾蒙的作用，除了增加女性罹患乳癌、子宮內膜癌等風險以外，孕婦體內的DEHP濃度越高，產下男嬰的生殖器官，也就是陰莖越短小，隱睪症的風險越高。成年男性體內 DEHP 濃度越高，精子的數量和品質會越差，這都是學術論文中可查證的。在這起塑化劑風波下，國內醫界合理懷疑一些癌症如乳癌發生率越來越高，或是不孕症人數持續攀升，與這種塑化劑脫不了關係。

事實上，像 DEHP 這類「內分泌干擾素」（Endocrine disrupter substance，簡稱 EDS）的環境荷爾蒙物質太多了，如世紀之毒「戴奧辛」（Dioxins）、二氯雙苯三氯乙烷（Dichloro Diphenyl Trichoroethane, DDT）、多溴聯苯醚（Polybrominated diphenyl ethers, PBDEs）、雙酚 A（Bisphenol A）、多氯聯苯（Polychlorinated biphenyls, PCBs）、鄰苯二甲酸鹽（Phthalates）等都是。此次塑化劑污染事件主角 DEHP 就是鄰苯二甲酸鹽。

在此，我還要提醒各位讀者的是，其實塑化劑共有下列幾種：

- 鄰苯二甲酸鹽（Phthalates）
- 三酸酯（Trimellitate）
- 酯化脂肪酸（Fatty Ethers, Esters）
- 多元醇醚類、酯類（Polyalcohol Ethers, Esters）
- 烴基羧酸酯類（Hydroxycarboxylic Acid Esters）
- 其他

這次塑化劑風波，國內檢驗的六大項是鄰苯二甲酸鹽類，其他都還是未爆彈，尤其是第三類的酯化脂肪酸爭議頗大。

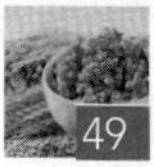

營養品吃對吃錯差很多！

自從我對營養醫學稍微了解，並在臨床上開始應用後，就接到許多單位邀請我去講授營養醫學在生活以及疾病治療上的應用與看法。在這些演講中和許多醫師交換心得後，更讓我相信，好的營養處方，一定要有優質的營養品來搭配，才能達到最好的療效。

像一位台北的楊醫師就曾私下表示，他曾誤聽廠商的宣傳，使用了某牌的海豹油，並大力向患者推薦，結果有一天，這家公司竟遭踢爆在海豹油中摻雜了合成魚油，最後患者還向他求償呢！

海豹油較易累積重金屬及毒素

事實上，海豹油之所以受到營養醫學的重視，是因為海豹油中含有高劑量的Ω3多元不飽和脂肪酸DPA，這是一種抗發炎、抗過敏及抗腫瘤非常重要的脂肪酸。但我在三年前就開始建議要以天然魚油或是亞麻仁籽油來當作好的Ω3多元不飽和脂肪酸來源（其內分別含EPA及DHA、ALA）。原因在於，海豹是海洋哺乳類動物，除了捕殺過程太殘忍外，海豹其實位於食物鏈的中上層，當牠們捕食的中小型魚類有累積毒素時，特別是多氯聯苯及重金屬等，也會累積在海豹身上，特別是汞。如果我們透過海豹油來補充Ω3多元不飽和脂肪酸的話，這些毒素也容易累積在人體，因此我認為海豹油並不是最好的選擇。

好的Q_{10}得穿過細胞膜

另外，還有一位在美國執業的麻醉科醫師，曾在美國心臟科醫師的建議下補充輔酵素Q_{10}。輔酵素Q_{10}是一種超級抗氧化劑，不但是人體細胞內能量發電廠「粒腺體」的能量來源之一，而且也能將體內許多用過的抗氧化劑還原再利用，是相當重要的營養補充劑之一，我通常用在心臟疾病、肝炎、脂肪肝、氣喘、老年痴呆、帕金森氏症、慢性疲勞症等疾病上。但這位醫師雖然每天補充了一〇〇毫克的輔酵素Q_{10}，卻不見改善效果。直到在報紙上看到我發表過的營養醫學文章，趁回台灣之際向我請教。事實上，輔酵素Q_{10}雖然是重要的營養補充劑，但吃下去之後能否順利進到細胞內來提供粒腺體電子傳遞系統的運作，才是真正影響療效的因素。想要真的吃到Q_{10}的好處，得要有好的生物科技加上一些特殊營養素的搭配，才能讓這種營養素穿過細胞膜及粒腺體膜，並產生療效。

再舉一個例子，是我認為在運用營養醫學上非常重要的關鍵。

一位住在中國上海的患者，透過台灣朋友介紹，利用來台觀光的同時，特地到我的營養醫學門診來檢查。他因為臉部皮膚及嘴唇出現許多白斑，覺得非常不自在，他說：「我看了很多我們那裡的醫生都沒效，都說是自體免疫的問題，我想看看你這裡有沒有什麼辦法。」

這位先生身高一七八公分，體重高達一〇五公斤，平時過夜生活、玩股票，賺了許多錢，是當地生活水平很高的人。不過在我幫他做完一滴活血及乾血檢查後，我發現他的血液又髒又黏稠，簡直是中風及心臟病的最佳候選人，其實他也符合了新陳代謝症候群的診斷。於是我針對他的生活型態進行分析，並建議他調整的方式，同時給了高劑量天然魚油、綜合抗氧化劑、琉璃苣油、微量元素鋅及硒的營養處方，他一次買足半年的劑量後就離開了。

事實上，他的白斑真的是自體免疫方面的問題，主要是因為他當時體內氧化壓力相當高，免疫系統變得紊亂，以至於黑色素細胞遭到破壞，產生這種俗稱「白癜風」的皮膚色素脫失現象。因此我的治療原則很簡單，用抗發炎的Ω3魚油及Ω6的琉璃苣油來矯正他體內失衡的免疫系統，並且將其氧化壓力減低，重點是要用對劑量及有療效的產品才行。如果你也有相同的困擾，想用同樣的配方來調整自己的身體，那麼一定要徵詢真正懂得這方面知識的醫師或是營養師，否則效果不一定會好。

五個月後，他在我的部落格留言，表示回去之後一直依照我的建議，重新調整生活型態，並按時補充營養品，如今的他不但減了十五公斤，而且臉上的白斑也慢慢好轉。

改變生活更能創造奇蹟

從上述例子中，你是不是已經了解營養醫學的關鍵所在了呢？

沒錯，營養醫學不光是補充營養素而已，還要選對有療效、天然的營養補充品，更需要夠專業的醫師來診斷及調配最具療效的劑量。但除了這三個條件外，我個人認為還要加上第四個條件，那就是調養生活作息。

通常我在看診時，除了會配給患者適切的營養處方外，還會叮嚀他改變生活模式與作息，因為唯有加強生活飲食方式的改善，再搭配營養醫學處方，才是我強調的自然營養療法精義所在。在我問診前，我會先看患者提供的幾個訊息：

- **睡眠狀況：**幾點睡？睡眠品質好不好？幾點起床？因為這與內分泌、抵抗力、心血管疾病、兒童生長、肥胖、情緒、工作表現等都有關。

- **飲食狀況：**偏好？禁忌？喝水量？咖啡因攝取量？蔬果攝取頻率及份量？外食多寡？
- **運動：**一週幾次？何種運動？強度？這與心血管疾病、肥胖、癌症、退化性疾病、抗衰老等都相關。
- **排便情形：**多久一次？糞便外觀及顏色？這跟腸道健康、免疫力、癌症發生、抗衰老息息相關。
- **壓力：**多寡、頻率？有無紓壓活動？因為壓力是一切疾病的催化劑。
- **家族及個人病史：**基因是無法騙人的，家族有些什麼疾病，就應該針對這些可能的基因遺傳來做最好的調整，例如有乳癌的家族史，就應該多攝取高纖維蔬果、多喝水、降低紅肉及高油脂的食物攝取、每天排便、規律運動、服用抗癌營養補充品、紓壓等，來降低乳癌發作的機會。
- **不良習慣或職業接觸：**吸菸、酗酒、嚼檳榔、職業會接觸重金屬、塑化製品、大量粉塵、噪音等。

劉醫師時間

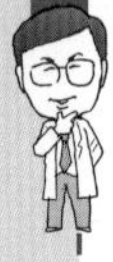

天然食物可否取代營養品呢？

我們的老祖宗常說一句話「醫食同源」，那有沒有可能拿天然的食材來取代營養品呢？畢竟營養品需要加工，一不小心很容易吃到黑心食品。沒錯，透過食療的確有辦法達到養生治病的目的，但問題是某些疾病如果需要多攝取特定營養素，光靠食物補充，通常緩不濟急。

例如心臟疾病患者往往需要一〇〇毫克以上的輔酵素Q_{10}，雖然很多食物中都含有輔酵素Q_{10}，例如鯖魚、沙丁魚、鮪魚、雞肉、牛肉、核桃、腰果、花生、黃豆油、橄欖油、菠菜、花椰菜、豆類等，但因為食物經過烹調後，我們平均一天只能攝取約四．二～七．二毫克的輔酵素Q_{10}，如果真的需要吃到三〇毫克的輔酵素Q_{10}時，你就必須食用一公斤左右的牛肉或一公斤的花生，你想有可能嗎？

又或者想要預防乳癌，你需要每天補充二〇〇～四〇〇毫克的十字花科萃取物吲哚（I3C），但重點是你得吃到一三〇顆生的球狀甘藍才能達到這個量，你覺得可行嗎？

我不否認以完整食物來提供均衡的營養素是必需的，但我也要特別強調針對不同的體質有不同的食療搭配，這就是營養師的專長了。而營養醫學提供的治療項目當中，注重均衡飲食是必要前提，另外，還必須排除過敏食物，針對不同疾病為患者提供不同的營養素處方，因此營養醫學與食療是相當不同的兩條路。

總而言之，營養醫學在國內已經是一個不可抵擋的趨勢，所有的醫療機構都在強調整合醫療，並將營養素納入治療重要的一環，而許多輔助治療也都以營養醫學為主軸。我認為在實證醫學的支持以及臨床經驗的累積下，這絕對是患者的福氣，但在你開始使用營養處方時，請務必先徵詢營養醫學專業醫師或是營養師的意見，才不至於徒勞無功，甚至花錢找罪受。

接下來的篇章是我個人累積的一些營養醫學臨床經驗，與各位讀者分享，希望能提供一般患者了解營養醫學在治病及保健上的功效。但要先提醒你的是，如果你也有類似疾病，不建議你按照書本完全套用，畢竟每個人的體質都各有差異，若有疑問，一定要尋求營養醫學專家替你解惑。

現在，就讓我們一起來一探營養醫學的奇蹟！

Part 2

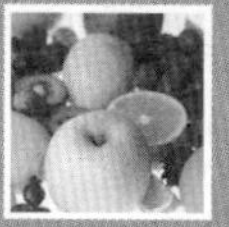

實踐篇

台灣營養醫學的臨床奇蹟

你有過敏、胃食道逆流、脂肪肝的問題嗎？還是深受高血壓、糖尿病等慢性病所苦？甚至不幸罹患癌症，動了手術、做了化療，命也去了一半？

從這幾年營養醫學門診所累積的臨床經驗，我發現不論是過敏疾病，還是腸胃疾病、婦女疾病，甚至是癌症療養方面，在搭配營養素配方及生活調理配方後，這些疾病都可以痊癒或有很大的改善。為了讓大家進一步了解營養醫學的強大效用，現在，就讓我們一起來見證營養醫學的奇蹟！

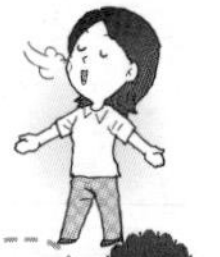

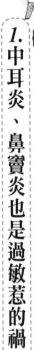

過敏系列

1.中耳炎、鼻竇炎也是過敏惹的禍

案例分享

八歲的小華第一次來門診時，鼻子掛了兩條濃黃的鼻涕。原來是因為中耳積水造成聽力減退，有時會喊耳朵痛，甚至精神不好，注意力無法集中。他曾經在另一個醫師那邊治療將近兩個月，吃了許多抗生素，可是無法改善中耳積水的症狀，聽力也持續下降。於是他的醫師建議將小華轉到我這邊，希望可以靠放置中耳通氣管來排除中耳積水的情形。

健康最前線

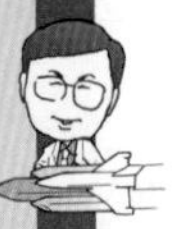

小孩的中耳為何容易發炎、積水？

我們的耳朵可分為外耳、中耳及內耳。中耳與外耳間有一層耳膜隔開，中耳與鼻腔的鼻咽部有一耳咽管（又叫歐氏管）相連。當我們搭飛機遇到高低空的壓力變化時，就要靠耳咽管平衡中耳腔壓力。和成人相較之下，小朋友的耳咽管較為水平且較短，因此在有任何感冒或流感時，病菌很容易經由耳咽管進入中耳腔引起發炎，進而積水。如果因為感冒、鼻子過敏、鼻竇炎、鼻涕倒流或是鼻咽腫瘤，造成了耳咽管功能欠佳或阻塞，也會造成中耳負壓，進而產生積水。如果小兒中耳積水用藥物治療無效，大多是鼻子過敏、鼻竇炎或是鼻咽腺樣體肥大造成的。尤其鼻咽腺樣體和喉嚨的扁桃腺如果過大，會造成耳咽管源頭阻塞，使得中耳炎性反應無法排出，導致中耳炎復發，鼻竇因為引流不良，連帶地鼻竇炎也不容易斷根。所以耳鼻喉科醫學會建議對於復發性中耳積水，除了考慮置放中耳通氣管以外，也可以考慮將腺樣體甚至扁桃腺切除，降低復發的機會。

病情分析

小孩子因中耳炎產生積水若不好好處理、拖了太久，可能會造成程度不一的聽障，進而影響語言學習能力，導致學習障礙。若積水長期不退，則未來有可能發展成難以治療的慢性中耳炎或是珍珠瘤。

通常，小兒中耳積水不一定是感冒時才被發現，有可能是家長發現小孩將音響或電視音量開得過大，或是可能覺得小孩最近變得較不專心。

接了小華這個小病人後，我開始進行檢查，發現他的聽力已經喪失到四十分貝（正常值是二十五分貝以下），鼻竇發炎的情形也相當嚴重。於是我建議先幫小華放中耳通氣管以恢復聽力，也請媽媽幫他做鼻腔沖洗，對於鼻竇炎的治療會有幫助。

不過問題來了，除了這些治療以外，我還能幫小華什麼忙？因為許多這類鼻竇炎、中耳炎的小朋友通常會合併鼻子過敏的情況，所以抽血檢驗過敏原成了非常重要的檢查。

小華的媽媽對我說，他之前已經抽過血了，證實他對塵蟎、狗毛等過敏，媽媽也表示已盡力改善他寢具的清潔。我從小華的病歷上也看到一年前小兒科醫師曾替小華進行過急性的過敏原檢測，為了得到進一步的證據來進行營養醫學療法，我在徵求小華媽媽的同意後，又請她自費進行食物不耐檢查（目前除了有針對 IgG 法，還有針對 IgG 的亞型 IgG4 來檢測）。

健康最前線

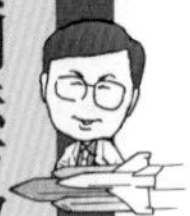

過敏原檢測法有哪些？

過敏性疾病有分急性及慢性反應，急性反應一般在數分鐘內就會發作，譬如吸到塵蟎或是花粉會產生打噴嚏、咳嗽甚至氣喘等，就是急性過敏反應。而吃到一些食物後，慢慢出現一些皮膚反應或是濕疹等，則屬於慢性過敏。一般急性過敏原檢測健保有給付，主要是檢測血液中總 IgE 量以及專一性 IgE 抗體（所謂專一性，就是針對特定過敏原的抗體檢測），可檢測六~十項過敏原。

所謂的 Ig 是 immunoglobulin（免疫球蛋白）的簡寫，人體的免疫球蛋白有E、G、M、D、

A五種，分別以IgE、IgG、IgM、IgD、IgA表示，其中IgE是與急性過敏有關的免疫球蛋白。現在檢驗技術相當進步，只要抽五c.c.左右的血，就可以檢驗出可能的過敏原，像是塵蟎、花粉、蟑螂、黴菌等。國外有研究指出，某些食物輕度過敏或是不耐的情況，會造成腸道滲漏，增加罹患過敏、中耳炎及鼻竇炎的機會。

由於各家醫院檢測過敏原的項目不一，建議患者家屬可以和醫師討論，不過大部分都會檢測塵蟎、狗毛、貓毛、蟑螂、各種花粉、各種黴菌、花生、牛奶、螃蟹和蝦子等。而慢性食物過敏反應則是檢測食物IgG或是IgG4，一般在醫院比較少做這項檢測，反倒是診所或是健檢中心才有這些項目，一般是針對食物慢性反應來檢查。這些都是自費項目，收費不一。

我幫小華所做的檢查以IgG4為主，檢測食物項目包括蛋白、番茄、胡蘿蔔、馬鈴薯、孔雀蛤、鮭魚、酵母菌、酪蛋白、蛋黃、乳酪、奇異果、牛奶、羊奶、鱈魚、小麥、花生、大豆、杏仁、螃蟹以及蝦子。

在進行中耳通氣管置放手術一週後，小華的聽力已完全恢復正常，還嫌媽媽講話好大聲。但是做了食物不耐檢測後我發現，小華對於牛奶、蛋白、花生、蛋黃、香蕉、豬肉、小麥、梨子等食物，都有些慢性過敏反應，尤其是小華每天都要喝的牛奶，更是主要慢性過敏原。以自然療法的觀點來看，這些食物慢性過敏會造成腸道黏膜些微受損，使腸道內的毒素、過敏原物質、食物大分子從腸黏膜細胞間隙滲漏進淋巴液及血液中（就是腸漏症），如果不改善，未來過敏、鼻竇炎、中耳炎、鼻塞、睡覺打呼等問題，就很容易周而復始地循環。因此，我在營養處方中特別加強改善腸漏症、降低過敏反應的效果。

劉醫師診療室

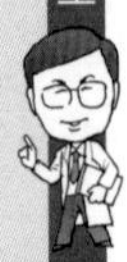

自然療法處方箋❶——營養素配方

★機能性益生菌（1.、2.）：每天一百億隻益生菌，可調節腸道免疫系統，並降低過敏反應的Th2細胞激素，改善腸漏症。

★天然魚油（TG型式）（3.、4.）：每天五〇〇毫克天然魚油，應用EPA及DHA天然抗發炎、抗過敏的效果來降低過敏反應，並且減少中耳炎及鼻竇炎的發炎情形。

●胺基酸螯合鋅（5.）：每天補充二〇毫克的胺基酸螯合鋅，以增加其體內抗氧化酵素活性，降低過敏反應。

●維生素C（6.）：每天一〇〇〇毫克的維生素C，增加抗氧化力。

●白藜蘆醇植化素：每天二小匙，其內的葉綠素、纖維素、抗氧化酵素SOD等，可協助腸道的正常生理修復。

（★代表一定要補充的營養素，若情況許可，補充●的其他營養素，效果更佳）

自然療法處方箋❷——生活調理配方

●寢具換成防塵蟎寢具，加裝超效能空氣清淨機或是除濕機。

●千萬不要聞到二手菸，否則會導致中耳炎及鼻竇炎更嚴重。

- 慢性食物過敏則以食物輪替法來調整，例如牛奶先以黃豆製豆奶或豆漿替代，等到一個月後，再偶爾一週給他喝一點牛奶，其他乳製品也盡量減少。
- 不要吃冰品、過甜食物、含添加物的飲料。
- 每天早晚以生理食鹽水做輕度鼻腔沖洗各三～五分鐘，如此可降低鼻竇出口的細菌，也可幫助恢復鼻腔鼻竇黏膜上的纖毛功能，增加鼻腔的自動清潔功能。
- 每天曬些太陽，並多做運動，如打籃球或躲避球。
- 盡量在晚上九點半以前入睡。

（注意事項：治療劑量及搭配種類依患者體重、體質、目前西醫治療內容而有所變化）

效果見證

經過食物輪替法（也就是暫時不吃過敏原食物，而以其他食物替代）的調整，剛開始小華雖然鬧過脾氣，不過後來就適應了。經過一個月的治療後，小華的鼻竇炎也痊癒了。原本小華的爸媽對於要不要讓小華吃抗生素因意見不同而吵架，看到小華的症狀確實改善後，夫妻就不再起爭執了。

目前國內對中耳炎、鼻竇炎、鼻過敏等的主流治療仍以抗生素為主，雖然很快就可以有治療的效果，卻會產生一連串不好的副作用，像是：使腸道內的有益菌減少、腸黏膜受損，造成腸漏症，身體免疫情形被不正常的激化而過度反應，小兒扁桃體或鼻咽腺樣體容易肥大，進而阻塞耳咽管，造成中耳積水不易消退，鼻竇炎也不容易痊癒，又會造成睡覺打鼾，更嚴重會造成睡眠呼吸中止症及缺氧，影響小朋友的腦部發育以及心臟健康。所以，對於慢性中耳炎或積水、鼻竇炎、過敏嚴重的小朋友，家長不光是注意吸入性過敏原，也應該注意食物不耐的情形，多補充功能性益生菌及天然魚油，如此才是長期保健之道。

■參考文獻

1. Williams NT. Am J Health Syst Pharm. 2010 Mar 15;67(6):449-58.
2. Pan SJ et al. Pediatr Allergy Immunol. 2010 Jun;21(4 Pt 2):e659-66.
3. Calder PC. Biochem Soc Trans. 2005 Apr; (pt 2): 423–7.
4. Johansson S et al. Clin Exp Immunol. 2010 Jun;160(3):411-9.
5. Knoell DL et al. Crit Care Med. 2009 Apr;37(4):1380-8.
6. Chang HH et al. J Agric Food Chem. 2009 Nov 11;57(21):10471-6.

2.讓氣喘患者也能慢慢「棄喘」

案例分享

王老師四十五歲，在大學任教、身材削瘦，一六〇公分高，體重卻只有四十公斤，她認為自己無法胖一點的原因是長年氣喘控制不良。原來她從二十多歲開始，就因為陣發性咳嗽一直看醫生，剛開始咳嗽的情形還好，但隨著時間越來越久，她開始連夜間都無法睡得安穩。直到有天在準備研究所考試時，可能壓力太大，晚上突然發生呼吸急促、胸悶的症狀，被送到台大急診。當天急診醫師經過檢查及治療後，建議她到胸腔科好好檢查，說可能是氣喘。最後在胸腔科醫師進行一系列檢查後確定是氣喘。從那時開始，她就展開了與氣喘宿命的抗戰，因為遵從醫囑，持續使用吸入性類固醇來控制，所以情況還算穩定。不過，若是壓力太大或是天氣變化時，夜間偶爾會有胸悶或喘鳴的情形。

健康最前線

氣喘和過敏有密切關係

簡單地說，氣喘是因為主支氣管到細支氣管受到過敏原刺激或是感染，使得氣管平滑肌收縮，造成管腔變小，此時呼吸道緊縮，當然就會造成胸悶、呼吸急促等症狀。再來，支氣管內壁的黏膜內含有的大量白血球等，會釋放組織胺及白三烯素等過敏細胞激素，因而造成氣管內膜更水腫，導致氣道更狹窄，再嚴重就可能會致死。一般診斷方法包括病史、身體檢查、實驗室檢查、肺功能、支氣管鏡及吐氣一氧化氮氣體檢測。造成氣喘的過敏原有很多種，包括吸入性（塵蟎、灰塵、蟑螂、狗毛、貓毛、羽毛、黴菌、花粉、香菸、香水等）；食物誘發（花生、海鮮、牛奶）；內因性（緊張、壓力、失眠）；氣候、溫度、濕度變化；藥物、運動、感染等，一般說來，透過過敏原檢測可以查出大部分的過敏原。

■病情分析

王老師來我的營養醫學門診時，也將她的過敏原報告拿給我看，不出我所料，她對塵蟎、狗毛、花粉、花生、牛奶以及許多黴菌都有過敏反應。她表示家中已經改用防塵蟎寢具，加裝了一台空氣清淨機，也不太敢養寵物了，而先生為了減輕她氣喘的發作，更把菸給戒了。她還會不定時以簡易型的尖峰吐氣流量儀（氣喘患者可在家自行了解氣喘控制情形的設備，可將數據提供給醫師參考，以調整藥量）來檢視肺功能的變化。

健康最前線

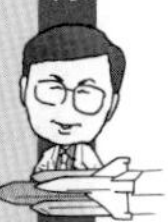

氣喘的發生率和治療法

根據行政院衛生署統計，每一年約有一〇〇〇～二〇〇〇人因為氣喘、肺氣腫、慢性支氣管炎而喪生。台北市國小學童的氣喘病發生率，從一九七四年的一．三〇％、一九八五年的五．〇八％、一九九一年的五．八〇％，到了一九九四年已增加為一〇．七九％。根據長庚醫院二〇〇二年做的初步調查，國小一年級學童的氣喘發生率已經增加到大約一九％。之所以增加，應該與空氣污染增加、飲食西化、人口密集等因素有關。

氣喘患者一定要配合醫師做定期的追蹤，醫師通常參考全球氣喘創議組織（GINA）所訂的治療指引來治療。患者依照症狀分為輕度陣發、輕度持續、中度持續及重度持續型，一般醫師會依患者的症狀及肺功能情形開給藥物，包含支氣管擴張劑、類固醇、白三烯素拮抗劑（Leukotriene modifier）等，使用方式有口服、吸入劑及針劑。另外若有明確過敏原，則可以考慮接受減敏療法，更嚴重者可考慮抗 IgE 抗體治療法。

在我看來，王老師已經算是氣喘患者的模範生了，她之所以來找我，主要是因為她主動報名參加我們一個營養介入的試驗計畫。

其實國外進行氣喘的營養介入的相關文獻很多，但都以單一營養素為主，而在台灣，這可是第一次氣喘的多種營養介入人體試驗。而且這次有經費補助，換句話說患者不用花錢，這也要感謝夏滉博士的贊助，提撥了數百萬元的天然營養補充品來進行研究。

首先，我們讓王老師等氣喘患者以及正常的對照組做了「SF-36整體健康調查問卷」及「氣喘控制問卷」，來了解他們的生活品質、肺功能、抽血檢測過敏免疫指標（包括total IgE等）、抗氧化相關的微營養狀態（β-胡蘿蔔素、維生素C和E、EPA、DHA、鋅、銅、硒）與氧化壓力相關指標。然後讓氣喘患者服用營養補充品，包括各類維生素、抗氧化劑、天然魚油、大麥苗粉等連續兩個月。結果發現：跟對照組比較起來，氣喘患者明顯有較高的total IgE，且有嚴重免疫失衡現象。此外，氣喘患者比對照組明顯地有較高的氧化壓力，其血液中抗氧化酵素（如麩胱甘肽過氧化酵素（GPx）、麩胱甘肽還原酵素（GR）、過氧化氫酵素（catalase）、超氧岐化酵素（SOD））活性、抗氧化的維生素C、維生素E、β-胡蘿蔔素濃度、微量元素硒、鋅以及血漿中多元不飽和脂肪酸（EPA、DHA）濃度，很明顯地都比對照組低。

劉醫師診療室

自然療法處方箋❶——營養素配方

★複方抗氧化劑(1.)：含有維生素A、C、E、葡萄籽、茄紅素、綠茶素、微量元素鋅(2.)、硒酵母(3.)、生物類黃酮等，清除體內自由基，增加抗氧化力。

★天然魚油（TG型式）(4.、5.)：每天一五〇〇毫克天然魚油，應用EPA及DHA天然抗發炎、抗過敏的效果來降低呼吸道過敏反應。

★重要礦物質鈣、鎂等(6.)：每天六〇〇毫克鈣及一〇〇毫克鎂，可舒緩氣管及支氣管平滑肌的收縮。

★維生素B群(7.)：每天至少五毫克B_6、六〇〇微克葉酸、六微克B_{12}等，可促進能量產生及抗氧化反應之輔助因子。

●白藜蘆醇植化素：每天三小匙，其內的葉綠素、纖維素、抗氧化酵素SOD等，可協助腸道的正常生理修復，調節免疫系統，清除呼吸道的自由基。

●輔酵素Q_{10}(8.)：每天九〇毫克，增加呼吸道細胞發電廠「粒腺體」能量來源，抗氧化。

●機能性益生菌(9.)：每天二百億隻益生菌，可調節腸道免疫系統，並降低過敏反應的Th2細胞激素，改善腸漏症。

（★代表一定要補充的營養素，若情況許可，補充●的其他營養素，效果更佳）

自然療法處方箋❷——生活調理配方

- 不抽菸以及拒絕二手菸。
- 若有胃酸逆流等上消化道問題，也需一併治療。
- 盡量不養寵物並注意周遭環境有無空氣污染。
- 使用空氣清淨機或是除濕機，以降低塵蟎及黴菌。
- 適度運動，但需注意暖身，並以緩和運動為主，例如快走、騎自行車、跳土風舞、打太極拳等。
- 若有慢性食物過敏則以食物輪替法來調整，牛奶先以黃豆製作的豆奶、豆漿替代，等到一個月後，再偶爾一週喝一點牛奶，其他乳製品也盡量減少。
- 不要吃冰品、過甜食物和含添加物的飲料。
- 晚上盡量在十點半以前入睡，以促進生長激素及褪黑激素的分泌，若晚睡，會造成這兩種激素分泌不足，免疫力及抗氧化力下降。

（注意事項：治療劑量及搭配種類依患者體重、體質、目前西醫治療內容而有所變化）

效果見證

經過兩個月的營養介入治療後，王老師和其他氣喘患者的「生活品質量表分析」（也就是「SF-36 整體健康調查問卷」及「氣喘控制問卷」）都呈現大幅改善的情形，這證實了在傳統西醫治療方式以外，營養介入治療的確有它的必要性。

更值得一提的是，即使試驗計畫已經結束了，王老師至今仍持續服用營養補充品。她說自己十多年來從來沒有像現在這麼好，感覺精力更充沛，而且現在即使天氣冷或是壓力較大時也比較不會喘，原本用的類固醇合併氣管擴張吸入劑，從一天兩次，減為兩天一次。我也再三提醒，藥物的調整一定要與患者的胸腔科醫師討論，依照她發作的頻率及肺功能的變化來調整。雖然氣喘患者接受營養療法後未必都能斷根，但若能確實配合自然營養療法，「棄喘」的目標絕對不是夢。

■參考文獻

1. Chhabra SK et al. Indian J Med Res. 2010 Jul;132:87-93.
2. Biltagi MA et al. Acta Paediatr. 2009 Apr;98(4):737-42.
3. Pretorius E et al. Anat Sci Int. 2009 Sep;84(3):210-7.
4. Aoki H et al. Biochem Biophys Res Commun. 2010 Sep 10;400(1):128-33.
5. Mickleborough TD et al. Phys Sportsmed. 2008 Dec;36(1):11-7.
6. Dodig S et al. J Clin Lab Anal. 2009;23(1):34-9.
7. Matsui EC et al. J Allergy Clin Immunol. 2009 Jun;123(6):1253-9.e2.
8. Gvozdjáková A et al. Biofactors. 2005;25(1-4):235-40.
9. Yu J et al. Allergy Asthma Immunol Res. 2010 Jul;2(3):199-205.

3. 找「對」過敏原，異位性皮膚炎就有救了

案例分享

大學剛畢業的阿正，罹患了嚴重的異位性皮膚炎，皮膚起了大片的紅疹，還有脫屑的狀況，除了要忍受旁人異樣的眼光外，最難熬的就是那不時發作、令人難耐的「癢」。輪到他看診時，他還不自覺地用手指搓著自己的臉頰和手肘。阿正媽媽心急如焚地轉述他的情況，原來阿正這兩年來已經看了好多醫生，但病情都沒有半點起色，原本計畫好要出國留學，卻因為病情不穩定，深造的計畫只好暫緩。

病情分析

像阿正這樣的異位性皮膚炎患者，最主要的症狀就是癢，到了晚上還會更加嚴重，許多患者都癢到翻來覆去睡不著，嚴重影響生活及睡眠品質，有些患者還因此罹患憂鬱症。長期抓癢的結果，皮膚會漸漸變得「苔癬化」，也就是皮膚變厚、變粗，出現明顯龜裂的紋理，也造成「越癢越抓，越抓越癢」的惡性循環。因為一般醫師都是以抗組織胺及外用類固醇藥膏為主要治療準則，但是因為不容易斷根，所

以許多患者也很擔心長期吃藥的後遺症，例如對肝臟或是腎臟是否有影響，無形中造成心理的壓力也越發沉重。

根據研究，異位性皮膚炎是過敏性疾病的一種，除了和先天的遺傳體質（如果父母親都有過敏體質，小孩遺傳到過敏性疾病的機率可能有七〇％～八〇％之高）有關以外，也和環境接觸到的過敏原有關。跟這種過敏性體質相關的疾病除了異位性皮膚炎以外，還有氣喘、過敏性鼻炎、腸胃道過敏、過敏性結膜炎和蕁麻疹等等。在醫學上有所謂的「過敏進行曲」（allergy march），意思就是如果沒有將過敏體質調整好，嬰幼兒時期容易發生異位性皮膚炎，長大後很可能也會罹患過敏性鼻炎或氣喘等。

健康最前線

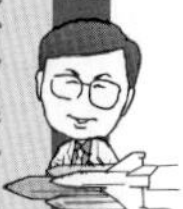

什麼是過敏進行曲？

過敏看似單一的疾病，事實上治療如果持續以藥物來壓抑，而不考慮避開過敏原及營養調整，就可能會轉換成其他器官過敏症狀。臨床上，許多小時候有所謂異位性皮膚炎的小朋友，到了四～五歲時，鼻子開始打噴嚏、流鼻水，眼睛開始容易癢、流眼淚，眼睛周圍容易變成黑眼圈，另外容易併發中耳炎及積水，甚至還有小朋友慢慢轉變為容易咳嗽不止、夜間喘鳴、氣喘的情形，這種過敏症狀轉變的進行，醫學上就叫做「過敏進行曲」。臨床上，自然醫學或營養醫學的醫師會注意到這一點，對於任何過敏症狀的患者，一定會好好以營養素調整體質，並且請患者避開過敏原，如此根本阻斷過敏疾病的演變、根治過敏。

因此，異位性皮膚炎不只是「表面」問題，同時也是身體「內部」的問題，大部分患者的腸胃道也會有食物過敏症狀。我從阿正之前接受過的急性食物 IgE 過敏原檢測結果發現，他對乳製品、海鮮類、蛋白、塵蟎、蟑螂等都過敏，奇怪的是，就算他已經盡量避開這些過敏原，過敏還是沒有改善，我認為很有可能是其他過敏原在搞鬼。儘管過敏原的檢測方法很多，但不同的方法各有所長，不見得一次就能找出所有過敏原。因此我決定再幫阿正進行慢性 IgG4 食物不耐過敏原檢測，看看是否有其他過敏原成了漏網之魚。通常我也會建議患者寫一份詳細的飲食日記，也就是將一天三餐所吃的食物鉅細靡遺地記錄下來，這樣醫師也有可能從中找到過敏原的蛛絲馬跡。

健康最前線

何謂食物不耐？

食物不耐（food intolerance）是自然療法中相當重視的一項問題，它代表了排除急性過敏反應以外，由食物分子所造成的身體慢性過敏反應，因為症狀不明顯，所以以不耐來表示。一般都是由所謂的食物 IgG 來評估，而有些國家如日本，其檢測又將 IgG4 拿出來測試，是因為許多證據顯示 IgG4 會因為反覆的免疫激活（反覆刺激造成免疫系統過度反應）促使它上升。如果身體對於食物中蛋白等物質產生敏感情形，會因為持續接觸，造成針對該項食物的 IgG4 增加。臨床上許多慢性過敏的患者，會出現「腸漏症」這種問題。所謂的腸漏症也就是腸胃道慢性發炎，消化未完全的食物大分子從腸黏膜的間隙滲漏到血液及淋巴液中，導致身體的免疫系統誤把這些食物當成毒素，進而誘發一連串的過敏反應。這些食物成分所導致的身體症狀千奇百怪，包括皮膚過敏、氣喘、慢性疲勞、頭暈、憂鬱、梅尼爾氏症、頭痛、口腔潰瘍、黑眼圈、關節炎、腹瀉、脹氣、消化不良、大腸炎、水腫、自體免疫疾病等。安東尼．海因斯（Antony J. Haynes）在其所著的《食物不耐聖經》（*The Food Intolerance Bible*）一書中寫到至少四五%的人口深受食物不耐所造成的困擾。就如同西方諺語「You are what you eat」所說的，你吃什麼就像什麼，許多的身體不適，也都是由於食物不耐所造成。

過了一星期，報告出來了。我發現米及小麥的麩質也是阿正的過敏原之一。阿正的媽媽聽到後恍然大悟，因為她之前帶阿正去看的一位中醫師，建議阿正吃糙米飯來排毒，可是他吃了糙米飯之後，症狀不但沒好，反而變得更嚴重，那個中醫師還說這是排毒的過程，勸阿正要多忍耐，阿正就這樣忍受了兩個月的痛苦。的確，對許多人來說，糙米是非常好的食物，但是對於阿正這樣對糙米麩質過敏的患者，吃糙米反而是雪上加霜，讓異位性皮膚炎變得更嚴重。

臨床上許多慢性皮膚過敏的患者，也會出現「腸漏症」這種很棘手的疾病。不過，正因為腸胃道是人體最大的免疫器官，若是腸胃道過敏改善了，全身的過敏現象也會跟著消退。因此以下我所開的營養處方中，特別著重在改善腸漏症、降低體內發炎，以及提升抗氧化力。

劉醫師診療室

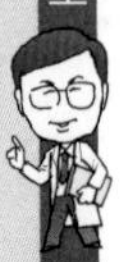

自然療法處方箋❶——營養素配方

★天然魚油（TG型式）(1.)：每天一〇〇〇毫克天然魚油，應用EPA及DHA天然抗發炎、抗過敏的效果來降低皮膚過敏反應。

★琉璃苣油(2.)：每天四八〇毫克，其γ-次亞麻油酸（GLA）是抗過敏的重要營養素。

★胺基酸螯合鋅(3.)：每天四〇毫克的胺基酸螯合鋅，以增加其體內抗氧化酵素活性，降低過敏反應，修補皮膚缺陷、改善發炎狀態。

- ●白藜蘆醇植化素：每天三小匙，其內的葉綠素、纖維素、抗氧化酵素SOD等，可協助腸道的正常生理修復，調節免疫系統，促進身體自由基清除。
- ●維生素B群：每天至少五毫克B_6、六〇〇微克葉酸、六微克B_{12}等，可促進能量產生及抗氧化反應之輔助因子。
- ●維生素C或其他抗氧化劑(4.)、α-硫辛酸(5.)：每天維生素C一五〇〇毫克或是α-硫辛酸一〇〇毫克可增加體內的抗氧化力，降低自由基傷害。
- ●機能性益生菌(6.)：每天二百億隻益生菌，可調節腸道免疫系統，並降低過敏反應的Th2細胞激素，改善腸漏症。

（★代表一定要補充的營養素，若情況許可，補充●的其他營養素，效果更佳）

自然療法處方箋❷——生活調理配方

- ●慢性食物過敏以食物輪替法來調整，牛奶先以豆奶、豆漿替代，等到一個月後，再偶爾一週喝一點牛奶，其他乳製品也盡量減少。
- ●多吃天然的食物，少吃冰品、過甜食物、含人工色素等添加物的飲料、含防腐劑的罐頭和果汁等加工食品，煙燻燒烤類的食物也盡量不要碰。
- ●在生活上，不要用太熱的洗澡水洗澡，免得皮膚變得更乾燥，洗完澡後可以擦乳液，保持皮膚的濕潤。家中的溫度和濕度盡量保持適中，選擇衣服時，盡量以吸汗又透氣的純棉材質為主，這樣的話，已經發炎的皮膚就會感覺比較舒適。

（注意事項：治療劑量及搭配種類依患者體重、體質、目前西醫治療內容而有所變化）

效果見證

經過四個星期的飲食、營養品和生活調整，阿正的異位性皮膚炎已經改善了三分之一。原本因為病情幾乎放棄夢想的他，現在已經帶著滿滿的自信，開始跨出第一步——出國留學了！我相信異位性皮膚炎患者只要堅持下去，以營養自然療法來輔助治療，才是最沒有負擔的根本療法。

參考文獻

1. Mayser P et al. JPEN J Parenter Enteral Nutr. 2002 May-Jun;26(3):151-8.
2. Senapati S et al. Indian J Dermatol Venereol Leprol. 2008 Sep-Oct;74(5):447-52.
3. Bae YS et al. Dermatol Clin. 2010 Jul;28(3):587-97.
4. Oh SY et al. Eur J Clin Nutr. 2010 Mar;64(3):245-52.
5. Venkatraman MS et al. Arch Dermatol Res. 2004 Aug;296(3):97-104.
6. Guéniche A et al. Dermatoendocrinol. 2009 Sep;1(5):275-9.

4.因食物不耐導致「慢性疲勞症候群」

■案例分享

四十五歲的張先生是一位會計師，從年輕時開始就偶爾有腹瀉情形，好幾次在開會或是跟客戶聊天時，會因腹部一陣絞痛，逼得他馬上衝去找廁所。另外，遇到天氣變冷、下雨，就會不自主地打噴嚏、流鼻水，也就是俗稱的「氣象鼻」。對於這些情形他原本還可以忍受，但最近兩三年，一到下午，他的精神狀況越來越不好，咖啡從每天一杯拿鐵變成一天三杯，而且頭痛發作越來越頻繁、手腳關節也會痠痛、記憶力變差、喉嚨有時會乾痛，在幫客戶結算財務報表時，精神很難集中，嚴重影響到工作。跑了很多家醫院，醫生幾乎都說他有腸道激躁症合併緊張性頭痛，還有醫生診斷他是慢性疲勞症候群，建議他做一些可以放鬆心情的娛樂。

我進一步仔細詢問張先生的生活狀況，他不抽菸，也不酗酒，晚上通常十二點左右入睡。運動是他每週的固定行程，包括打高爾夫球、網球等。他說以前運動完體力更好，可是現在慢跑完之後，疲勞感反而持續到隔天，還會常常感到脖子肩膀僵硬。他朋友笑他是提早步入男性更年期，讓他哭笑不得。就如同張先生一樣，慢性疲勞症候群患者做許多事情都會感到力不從心，甚至連夫妻之間的情趣也提不起勁，覺得能量好像衰退得很快，也有患者會因此罹患憂鬱症。

健康最前線

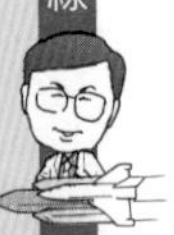

何謂慢性疲勞症候群？

美國疾病管制中心曾提出「慢性疲勞症候群」的主要標準以及次要標準：

● **主要標準（必須全部符合）**：指最近發生而無法用其他疾病或已知原因解釋的慢性疲勞症狀，持續達六個月以上者。也就是：疲勞並非因過度工作或運動而衍生，也不會因休息而得以改善者，已造成個人課業、職業、社會功能、人際關係受到影響，而且要排除其他慢性疾病，包括癌症、心肺疾病、風濕性疾病、精神疾病（憂鬱症）、各種感染症、內分泌疾病、自體免疫疾病甚至藥物的副作用，所引起的疲倦症狀。

● **次要標準（至少符合四項）**：包括短暫記憶力喪失、喉嚨疼痛、頸部或是腋下淋巴結壓痛、肌肉疼痛、非發炎性多發關節疼痛、與以往不同型態之頭痛或是頭痛加劇、睡眠障礙、勞力活動或運動後疲倦持續超過二十四小時者。

慢性疲勞症候群常伴隨肌肉疼痛（主要以頸胸部肌肉為主）的症狀。有些醫師認為「慢性疲勞症候群」的成因有：病毒感染（尤其是EB病毒感染）、免疫系統失調、內分泌失調、姿態性低血壓、營養素缺乏或失調（如B群維他命、魚油之類的必需脂肪酸缺乏）或是血中色胺酸降低。

一般說來，若懷疑自己可能是慢性疲勞症候群，可以到醫院掛家庭醫學科門診，等到排除其他因素，確定是慢性疲勞症候群之後，醫師可能會開一些消炎止痛藥、抗憂鬱藥物、維生素B群，甚至是低劑量類固醇來治療。

病情分析

事實上張先生的健檢報告大致還可以，他甚至去標榜抗衰老的診所做了全套的食物及吸入性過敏原專一性抗體 IgE 檢測，結果都是正常。至於他朋友提到的男性更年期，一般都在五十五歲之後發生，所以要歸咎是更年期就太牽強了。

但在我透過一滴活血及乾血檢測中發現，他的紅血球串聯嚴重、肝壓力線明顯，而且氧化壓力自由基反應也相當高，還出現許多念珠菌及少數桿菌，在在指向可能有腸漏症及肝臟解毒力下降的跡象。因此我建議他自費檢驗多種食物不耐過敏原 IgG4 檢測。

一週後慢性食物不耐的報告結果出爐了，讓張先生非常驚訝的是，他對牛奶、蛋白及香蕉呈現重度不耐情形，對於奇異果、豬肉、牛肉也呈現中度食物不耐的現象，而這些食物都是他喜歡吃的，以前也不曾有醫師要他少吃。然而，若是長期食物不耐或慢性過敏，食物過敏分子會刺激腸道黏膜以及腸道淋巴組織，使細胞產生間隙，毒素、細菌、過敏分子等物質因此滲入淋巴液及血液中，造成全身慢性症狀，其中也包括容易疲倦的體質，持續數個月以上，就是慢性疲勞症候群的候選人了。像這樣因食物不耐造成腸漏症，久而久之造成慢性疲勞症候群[1]，張先生正是個典型的例子。我建議他先不要吃重度不耐食物兩個月後，再少量單次食用；而中度不耐的食物先禁止一個月後，之後也是一樣，少量地單次食用，如果遇到腹瀉、疲勞、頭痛等症狀又出現，就應該將該食物的食用間隔再拉長。另外，我也建議他服用為他量身訂做的營養補充品來調節腸道生理狀況，並重建細胞粒腺體（一個細胞約含有數百至數千個粒腺體）機能。許多理論認為老化是因為粒腺體衰退所造成，所以針對慢性疲勞症候群患者，一定要著重粒腺體機能的重建。

健康最前線

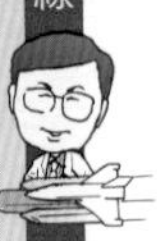

如何檢測和治療腸漏症？

腸漏症的檢測方法，一般有侵入性的內視鏡檢查並做腸道黏膜切片，然後在顯微鏡下檢查小腸上皮黏膜細胞，以及檢測小腸滲透壓的尿液檢測法，前者具侵入性，而後者比較繁瑣，一般醫師也很少做這項檢查。我則是替患者做一滴血檢查，看看血液中是否有菌體、不明斑塊存在，另外抽血檢測食物不耐 IgG4，初步判斷有無腸漏症的可能。

在自然醫學的觀點，腸漏症與慢性疲勞症候群密切相關，也跟過敏、皮膚濕疹、蕁麻疹、頭痛、頭暈、類風濕性關節炎或是其他自體免疫疾病、青春痘、肝功能異常、過動兒、自閉症、生長發育遲緩、憂鬱等有關。治療腸漏症時，需掌握「四R原則」：(1) Remove：移除過敏原及致病物質；(2) Replace：補充酵素；(3) Reinoculate：補充益生菌；(4) Repair：以低刺激飲食以及腸黏膜營養素來修復。

劉醫師診療室

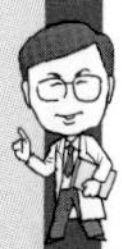

自然療法處方箋❶——營養素配方

★維生素B群（包含B_1、B_2、B_6、B_{12}及葉酸）[2.]：每天至少七．五毫克B_6、九〇〇微克葉酸、九微克B_{12}等，可促進能量產生及抗氧化反應之輔助因子。

★機能性益生菌[3.]：每天二百億隻益生菌，可調節腸道免疫系統，並降低過敏反應的Th2細胞激素，改善腸漏症。

★輔酵素Q_{10}[4.]：每天一二〇毫克，可促進身體細胞粒腺體電子傳遞鏈完整，加強抗氧化能力，降低自由基對身體的破壞。

●L-肉鹼：可促進長鏈脂肪酸由細胞質進入粒腺體內，促進身體細胞能量代謝循環。

●維生素C[5.]：每天一五〇〇毫克，增加抗氧化力，降低自由基。

●天然魚油（TG型式）[6.]：每天一五〇〇毫克天然魚油，應用EPA及DHA天然抗發炎、抗過敏的效果來降低身體過敏反應。

●鈣及鎂[7.]：每天六〇〇毫克鈣及一〇〇毫克鎂，可舒緩血管及肌肉的痙攣。

●微量元素硒、鋅、錳等[8.]：增加體內抗氧化酵素活性。

●植物酵素：每天飯前十分鐘服用八〇〇毫克的植物酵素，可增加食物的分解效率，改善食物不耐情形。

（★代表一定要補充的營養素，若情況許可，補充●的其他營養素，效果更佳）

自然療法處方箋❷——生活調理配方

●做食物不耐檢查，如有重度不耐，則該食物禁止兩個月後，再行少量單次食用，而中度不耐的食物建議禁止一個月後，漸進少量單次食用，如果遇到腹瀉、疲勞、頭痛等症狀又出現時，就應該將該食物食用間隔再拉長。

●多吃天然無加工的食物，如五穀雜糧。

●不要碰菸、酒精、咖啡、甜點、含精緻糖以及反式脂肪的食品、牛奶及乳製品。

●運動以輕度有氧為主，每週三次，每次不超過三十分鐘，視疲勞症狀改善，再調整運動型態及時間長度。

（注意事項：治療劑量及搭配種類依患者體重、體質、目前西醫治療內容而有所變化）

效果見證

剛開始的第一週，張先生的情況沒有好轉，變得更疲勞，但是在第二週後，他幾乎不再腹瀉，下午精神也變好了。接受治療後兩個月，張先生的頭不再痛了，關節痠痛也好了七八成，現在的工作效率已經恢復到跟以前一樣。

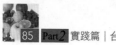

我建議慢性疲勞的患者在診斷確定後，都應該以積極的自然營養療法來調整。因為如果是食物不耐造成，而又忽略頭痛、疲勞這些常見的症狀，在長期免疫力低落、體內自然殺手細胞活力降低的情況下，未來跟免疫力有關的疾病將可能陸續出現，像是過敏、自體免疫疾病，甚至是癌症，真的不可不慎啊！

■參考文獻

1. Maes M et al. Neuro Endocrinol Lett. 2008 Dec;29(6):902-10.
2. Rösche J et al. J Neuropsychiatry Clin Neurosci. 2003 Winter;15(1):64-6.
3. Lakhan SE et al. Nutr Metab (Lond). 2010 Oct 12;7:79.
4. Myhill S et al. Int J Clin Exp Med. 2009;2(1):1-16.
5. Logan AC et al. Altern Med Rev. 2001 Oct;6(5):450-9.
6. Puri BK.J Clin Pathol. 2007 Feb;60(2):122-4.
7. Porter NS et al. J Altern Complement Med. 2010 Mar;16(3):235-49.
8. Maes M et al. J Affect Disord. 2006 Feb;90(2-3):141-7.

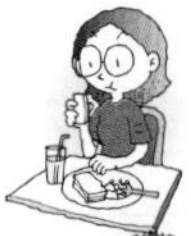

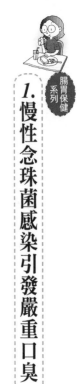

腸胃保健系列

1.慢性念珠菌感染引發嚴重口臭

■案例分享

五十五歲的張女士穿著非常高雅，全身散發出一股濃濃的香水味，但她卻有一個難以啟口的毛病，且已經困擾很長一段時間。她說：「我在三年多前慢慢出現口腔異味，所有吃了會有異味的食物，像是大蒜、洋蔥、韭菜等，我碰都不敢碰，可是問題還是沒有解決。我的老公還嘲笑我是不是吃到了餿水，女兒也在抱怨。」她找過牙科醫師，確定自己沒有牙周病、牙齦炎或口腔潰瘍；一天刷三次牙，也有用牙線，甚至連舌頭都有用牙刷輕刷，牙醫推薦的漱口水都有使用，反正想得到的都做了。她也找過腸胃科醫師，照過胃鏡，可是醫師們都說沒問題。

健康最前線

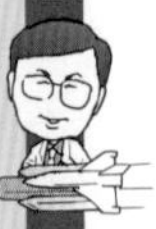

口臭原因有哪些？

●口腔問題：牙結石、牙周病、牙齦炎。許多附著在舌頭上的細菌，因為夜間口水分泌減少而大量繁殖，也會造成口臭。

- **鼻腔咽喉問題：**鼻竇炎、鼻過敏、鼻塞、萎縮性鼻炎、張口呼吸、打呼、睡眠呼吸中止症、鼻咽腺樣體肥大、慢性扁桃腺炎、扁桃腺結石。
- **胃腸問題：**胃酸逆流、胃消化不良等。美國《微生物醫學期刊》也發表過相關報告，認為造成胃潰瘍原兇的幽門螺旋桿菌，可能寄居在口腔內造成口臭。
- **飲食：**大蒜、韭菜、洋蔥等含硫食物，會產生大量胺基酸的高蛋白食物及乳製品，甜食及咖啡等酸性飲料，甚至不吃早餐也容易造成口臭。
- **抽菸及酗酒。**
- **藥物：**阿斯匹靈、抗憂鬱劑、抗組織胺、利尿劑等，會使唾液減少，增加口腔壞菌。
- **內科疾病：**糖尿病、腎臟疾病、肝臟疾病、乾燥症等。
- **感染：**包括上述提到之口腔及鼻腔感染，以及感冒、支氣管炎。
- **頭頸癌治療後：**鼻咽癌、口腔癌或是鼻腔咽喉癌經過放射線治療、化學治療後，造成口水分泌減少、鼻腔鼻竇或是鼻咽腔結痂，也會造成嚴重口臭。
- **其他原因或心理因素：**像是自我要求過高，或是嗅覺神經或味覺神經感覺異常。

病情分析

我擔任耳鼻喉科醫師二十多年了，時常都要檢查患者的咽喉、口腔及鼻腔，聞病人口腔的味道，可說是職業上必需的訓練。記得以前還是學生時，一位內科的老師告誡我們，望聞問切是理學檢查重要的過程，其中聞的功夫千萬不要輕忽。根據我的臨床經驗，不同味道的口臭可能代表了不同的身體狀況（準確度不見得高，所以僅供參考），像是糖尿病會造成口乾，容易發生酮酸中毒，患者的嘴巴會散發腐爛的水果味；若肝功能衰竭、肝硬化，口中就會有一種類似臭雞蛋的味道；腎衰竭、洗腎患者容易有尿騷味或魚腥味；而慢性鼻竇炎、扁桃腺發炎，會形成類似乾酪發酸的氣味；另外維生素及礦物質缺乏，有時會使口腔黏膜發炎滋生細菌，有股酸臭味；消化不良、腸胃蠕動不好、打嗝、胃酸逆流也會有臭味。

當我經由內視鏡檢查完張女士的鼻腔、咽喉和口腔之後，發現這些地方都沒問題。看到張女士失望的表情後，我突然想到或許可以藉由一滴活血及乾血檢查來尋找可能的線索。自從我開始執行這項檢查之後，的確發現了許多西醫無法解答的問題。結果我發現張女士的血液中有許多念珠菌及一些肝壓力線，這在功能醫學上就是常見到的慢性念珠菌（Candida）感染。

從現代醫學的觀點來看，念珠菌感染常發生於免疫力低落的人身上，像是長期服用類固醇或免疫調節劑、抗排斥藥物，控制欠佳的糖尿病患者，甚至是愛滋病患者等，我們通常可在患者口腔黏膜或是皮膚上看到念珠菌感染的白色或是紅色斑塊。另外，如果有以下情形，例如：嗜吃甜食、愛吃麵包或蛋糕、酗酒、時常服用抗生素、女性陰道時常發炎或是時常有白帶困擾、男性有攝護腺炎或是其他泌尿系統感染、服用類固醇超過兩週、有香港腳或是其他體癬、有灰指甲、服用避孕藥超過六個月等，感染慢性念珠菌的機率也很高。由於念珠菌感染沒有典型的症狀，所以常被西醫忽略，除非是陰道念珠菌或是眼睛看得到的口腔念珠菌感染，才容易被診斷出來。

張女士表示她愛吃甜食、麵包、蛋糕，而且確實有婦科感染的困擾。我囑咐她先不要吃含糖過多的食物或是點心，並且開了一些營養處方，包含每天高達五種三百億隻的腸道益生菌、幫助肝臟解毒的多重營養素等，這些好菌種可抑制消化道壞菌產生的異味，並且促進肝臟的排毒作用。

劉醫師診療室

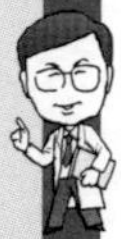

自然療法處方箋❶——營養素配方

★機能性益生菌[1,2]：每天三次，以一百億隻益生菌粉，加冷水含在口中一分鐘後再吞下，除了可調節腸道免疫系統、改善腸漏症以外，還能抑制牙齒中的細菌，減少異味產生。

★B群維生素[3,4]：每天至少七．五毫克B_6、九〇〇微克葉酸、九微克B_{12}等，可促進肝臟解毒反應，增加能量產生及抗氧化反應之輔助因子。

★乳薊草（牛奶薊）、朝鮮薊、甜菜、荷蘭芹（5.、6.）：此皆為護肝營養素，可增進肝功能修復，幫助肝臟解毒力復原，促進身體內毒素的分解代謝。

●複方抗氧化劑（7.、8.）：含有維生素A、C、E、葡萄籽、茄紅素、綠茶素、微量元素鋅、硒酵母、生物類黃酮等，清除體內自由基，增加抗氧化力。

●麩醯胺酸（9.）：每天左旋麩醯胺酸七〇〇〇毫克，提供支持腸道細胞的營養，改善腸漏症。

●輔酵素Q_{10}（10.）：每天九〇毫克，增加肝臟及齒齦細胞粒腺體電子傳遞鏈完整，抗氧化，改善口臭。

（★代表一定要補充的營養素，若情況許可，補充●的其他營養素，效果更佳）

自然療法處方箋❷——生活調理配方

●可多喝綠茶，但不可加糖。

●注意口腔衛生，善用牙線。

●不可熬夜。

●禁止所有含精緻糖的食品、咖啡、酒精、臭豆腐；乳製品減量，容易產生異味的食物如大蒜、韭菜、洋蔥等也需節制。

●如有鼻子的疾病，以生理食鹽水每天沖洗鼻腔二次。

●不可吸菸。

●培養興趣，降低壓力。

（注意事項：治療劑量及搭配種類依患者體重、體質、目前西醫治療內容而有所變化）

效果見證

四週後的一個下午，張女士又出現在我的門診，身上的香水已經不像之前灑得那麼多，臉上帶著笑容說：「我的口臭好了一半以上，老公現在還搶著要吃我的營養配方呢，好久沒有心情這麼好了……」。

參考文獻

1. Bonifait L et al. J Can Dent Assoc. 2009 Oct;75(8):585-90.
2. Burton JP et al. J Appl Microbiol. 2006 Apr;100(4):754-64.
3. Kozlak ST et al. J Oral Pathol Med. 2010 May;39(5):420-3.
4. Volkov I et al. J Am Board Fam Med. 2009 Jan-Feb;22(1):9-16.
5. Miccadei S et al. Nutr Cancer. 2008;60(2):276-83.
6. Popović M et al. Phytother Res. 2007 Aug;21(8):717-23.
7. Staudte H et al. Arch Oral Biol. 2010 Jan;55(1):40-5.
8. Govindaraj J et al. Indian J Exp Biol. 2010 Feb;48(2):133-42.
9. Nose K et al. J Interferon Cytokine Res. 2010 Feb;30(2):67-80.
10. Wilkinson EG et al. Res Commun Chem Pathol Pharmacol. 1976 Aug;14(4):715-9.

2.擺脫消化不良，別急著吞胃藥

■案例分享

五十五歲的鄭先生十多年來飽受腸胃問題所苦，經常打嗝、消化差、便祕，有時腹瀉、脹氣，偶爾還加上胃酸逆流，斷斷續續地吃了一、二十年的胃藥，症狀還是沒有好轉。當我為鄭先生做一滴活血檢測時，發現他的紅血球串聯非常嚴重，有這種情況的人飲食上通常比較油膩，但身材微瘦的鄭先生飲食已經很清淡了，所以我認為他是消化系統出了問題，尤其是胃或胰臟所分泌的酵素不太夠。

健康最前線

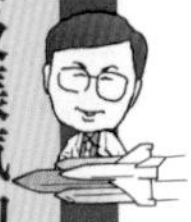

消化不良及脹氣的原因有哪些？

- 肝臟、胰臟、膽囊發炎或是腫瘤、膽囊切除手術後。
- 胃炎、消化性潰瘍，胃腸腫瘤。
- 腸道菌叢改變，過多壞菌存在。
- 急性或慢性食物過敏。
- 飲食習慣不良，例如：吃飯太快、吃太多，或是一邊吃一邊講話、吃飯時配大量的湯、邊喝冷飲，都會造成空氣進入胃中或是過多的液體稀釋了胃酸及消化酵素。
- 食用花生、大豆及扁豆等莢豆類、五穀根莖類、乳製品、過度加工的食物等。
- 服用過多胃藥，造成胃酸降低（目前有越來越多的趨勢）。
- 經常性地喝酒、抽菸、壓力過大，也會造成腸胃肌肉蠕動的障礙。

病情分析

消化不良、胃酸逆流等都是現代人很常見的毛病，很多人遇到這種情況，除了到藥局買胃藥吃以外，好像找不到其他更好的方法。但我們常吃的胃藥，事實上都是一種制酸劑，大部分都含有鋁或鎂，含鋁的制酸劑容易造成便祕，而含鎂的化合物容易造成腹瀉，這些都是胃藥常見的副作用，可惜一般人不太知道，甚至習慣吃其他藥也要配個胃藥，以為這樣比較不會傷胃。

現在還有一種新的胃藥，叫做「質子幫浦抑制劑」（ＰＰＩ），可以瞬間將胃酸的酸度降低，通常腸胃科醫師在治療消化性潰瘍或是嚴重的胃酸逆流時，都會開這種藥物給患者吃。不過，目前對於這種藥物，已經出現不同的觀點。二〇〇六年的《美國醫學會期刊》報告指出，長期服用高劑量ＰＰＩ的病人，可能會因為鈣離子的吸收被抑制，髖關節骨折的機會增加二．六五倍，又因為ＰＰＩ使胃部pH值上升，造成許多食物中原本可被胃酸抑制或消滅的細菌，如困難腸梭菌或大腸桿菌，進入消化道而造成腸炎[1]；二〇〇九年於《胃腸病學》期刊發表的一篇論文中，甚至指出長期服用ＰＰＩ這類藥物，反而可能增加胃灼熱或胃酸逆流的反彈症狀[2]。

健康最前線

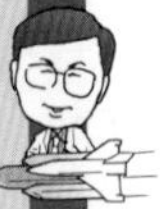

常見的胃藥有幾種？

一般說來，腸胃科醫師會根據胃腸不適的病史，以及上消化道內視鏡、幽門螺旋桿菌的診斷等，施予不同的藥物，一般患者比較熟悉的是制酸劑、H_2受體拮抗劑、氫離子幫浦阻斷劑（PPIs）、喜克潰錠（misoprostol）等。如果證據顯示有胃幽門螺旋桿菌感染，則會使用幽門螺旋桿菌根除療法，包括數種抗生素的交互使用，以增加根除這類潰瘍性疾病的機會。

所以，站在營養醫學的角度來看，雖然胃酸過多確實會造成食道腐蝕或咽喉發炎，但我們也不能忽略了胃酸幫助殺菌、分解食物的正面作用。若像鄭先生這樣長期使用制酸劑及ＰＰＩ的藥物，就有可能造成胃酸降低，引發消化不良。如果這種消化不良、殺菌力弱的情形繼續惡化下去，食物的大分子就無法順利分解，不但可能產生腸漏症，引發全身食物不耐以及慢性疲勞症候群，甚至會造成自體免疫疾病等。

劉醫師診療室

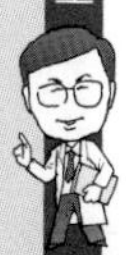

自然療法處方箋❶——營養素配方

★植物酵素[3.]：每餐飯前十分鐘，服用八〇〇毫克植物酵素，可協助將食物中的肉類、脂肪、碳水化合物等分解為小分子的胺基酸、脂肪酸、單糖或雙糖等，減輕腸胃的負擔。但必須注意酵素盡量以錠劑為主，因為做成溶液的酵素常含有防腐劑，而且隨著時間越久，酵素的活性就會降低。

★機能性益生菌[4.、5.]：每天一百億至三百億隻益生菌，調節腸道免疫系統，改善腸漏症。

★麩醯胺酸[6.、7.]：每天左旋麩醯胺酸七〇〇〇毫克，供給腸道細胞營養，提供腸道上皮細胞立即分裂的能量，修復受損的腸、胃、食道等黏膜細胞。

●天然魚油（TG型式）[8.]：每天一五〇〇毫克天然魚油，應用EPA及DHA天然抗發炎的效果來降低腸胃道的發炎反應。

●維生素B群（包含B_1、B_2、B_6、B_{12}及葉酸）[9.、10.]：是參與能量產生、抗氧化反應、造血系統、自律神經安定的輔助因子。

●甘草、蘆薈等[11.、12.]：蘆薈多醣體可保護胃壁，甘草萃取物可抗發炎，促進腸胃黏膜修復。

- 複方抗氧化劑：含有維生素A、C、E、葡萄籽、茄紅素、綠茶素、微量元素鋅、硒酵母、生物類黃酮等，清除體內自由基，增加抗氧化力。

（★代表一定要補充的營養素，若情況許可，補充●的其他營養素，效果更佳）

自然療法處方箋❷——生活調理配方

- 禁止所有的酒精、咖啡、濃茶、甜食、辛辣的食物。吃飯盡量不說話，細嚼慢嚥，以七～八分飽為原則。
- 胃酸逆流患者，如果體重過重，應擬定減重計畫。腰帶不可太緊，睡覺時枕頭調高三十度。
- 戒菸。
- 如果屬於胃酸過低，可於飯前十分鐘嘗試喝一些稀釋檸檬汁或水果醋。
- 減輕壓力，可多做腹式深呼吸，降低交感神經緊繃。
- 睡眠充足，不熬夜。

（注意事項：治療劑量及搭配種類依患者體重、體質、目前西醫治療內容而有所變化）

效果見證

除了開立處方外，我請鄭先生早上起床時先喝一杯稀釋的新鮮檸檬汁（國外的自然療法醫師會開「鹽酸甜菜鹼」這種處方給這類患者）來增加胃酸，一週後，鄭先生果然發現自己的消化情況變得比較好了。經過了一個月的調整，鄭先生的腸胃功能逐漸好轉，連惱人的打嗝及時常腹脹的情況也改善許多。

幾年前我自己也有類似的親身經歷。那時門診、開刀和論文寫作三頭燒，習慣喝咖啡提神，有一天突然發現心窩有燒灼感、吞嚥有些困難、感覺胃酸回流到喉嚨，尤其是睡覺時胸口悶痛，根本無法平躺。連續三天後，我終於受不了跑去看腸胃科醫生，照了胃鏡，證實我有胃食道逆流，而且食道黏膜已經出現潰瘍。由於主治醫師懷疑我也有幽門桿菌感染，所以讓我連續一星期接受強烈的兩種抗生素合併療法（Amolin ＋ Klaricid），以及ＰＰＩ制酸劑，結果讓我拉了五天的肚子，全身虛脫。那次慘痛的教訓，讓我深刻地體會到抗生素可怕的副作用，幸好我後來學會用營養療法，把自己的腸胃毛病治好了。

如果消化不良的症狀超過了兩星期都沒有改善，建議你一定要找腸胃內科醫師，先做胃內視鏡檢查，看看是否有腫瘤或其他重大疾病。等這些可能性都排除之後，就從生活飲食習慣改善起，配合服用促進消化吸收的腸道健康營養素，應該就可以順利擺脫消化不良的症狀了。

■參考文獻

1. Yang YX et al. JAMA. 2006 Dec 27;296(24):2947-53.
2. Reimer C et al. Gastroenterology. 2009 Jul;137(1):80-7, 87.e1
3. Pellicano R et al. Minerva Gastroenterol Dietol. 2009 Sep;55(3):227-35.
4. Camilleri M et al. Gastroenterol Clin North Am. 2010 Sep;39(3):481-93.
5. Kiliç GB et al. J Mol Microbiol Biotechnol. 2010;18(4):220-9.
6. Tian J et al. Am J Physiol Gastrointest Liver Physiol. 2009 Feb;296(2):G348-55.
7. Fan J et al. Nutrition. 2009 Feb;25(2):233-9.
8. Koletzko B et al. Curr Opin Clin Nutr Metab Care. 2010 May;13(3):321-6.
9. Lahner E et al. World J Gastroenterol. 2009 Nov 7;15(41):5121-8.
10. Schubert ML. Curr Opin Gastroenterol. 2007 Nov;23(6):595-601.
11. Martin MD et al. Gen Dent. 2008 Mar-Apr;56(2):206-10; quiz 211-2, 224.
12. Gawron-Gzella A et al. Przegl Lek. 2005;62(10):1185-7.

3.大腸激躁症和過敏、腸漏症大有關係

案例分享

現代人經常過著緊張忙碌、充滿壓力的生活，因此大腸激躁症的患者是越來越多了，五十歲的林先生就是一個典型的案例。擔任經理、平時工作壓力很大的他，最近五個月來，腹瀉、腹痛有時來得很突然，在壓力大或是吃東西後更嚴重；有時又會便祕，即使費很大的力氣仍然解不乾淨，更奇怪的是，腹瀉和便祕還會交互發生。另外，他也常常腹部脹氣，糞便上偶爾出現黏液。因為常跑廁所，讓原本工作壓力就大的林先生變得更焦慮，開會時常常心神不寧。可是，他到醫院檢查了糞便，又做了大腸鏡、胃鏡和腹部超音波檢查後，都沒發現任何異常，醫生判斷他得了大腸激躁症。

健康最前線

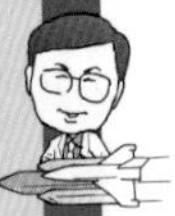

什麼是大腸激躁症？

「大腸激躁症」簡稱腸躁症，患者會出現不定時腹痛、時而腹瀉、時而便祕，糞便帶有黏液的症狀，通常會有容易沮喪或焦慮的個人特質。根據統計，美國在一般家庭醫師轉介給腸胃專科醫師的患者當中，腸躁症就占了三〇~五〇%。美國學者多爾斯曼（Dorssman）等人依照一九九二年於羅馬訂定的診斷標準，針對五四三〇位美國人進行研究後發現，大腸激躁症的盛行率，女性是一四．五%，男性是七．七%。至於台灣的狀況，根據台灣腸胃科醫學會統計，大腸激躁症的發生率大約占了二〇%，比例真的相當高。

一般造成腸躁症的原因，可能有以下幾種：

- 腸道蠕動力異常、腸道敏感性增加
- 心理或是社會壓力過大
- 神經傳導物質的不平衡
- 腸道內物質的刺激或是腸道神經免疫系統的改變

不管如何，要斷定是否為腸躁症，一定要經過腸胃科醫師的詳細檢查以排除特殊疾病，例如阿米巴原蟲等感染性腸炎、發炎性腸道疾病、乳糖不耐症、抗生素或是其他藥物的副作用、胰臟功能不全、腸憩室症、糖尿病、甲狀腺機能亢進或是腫瘤等。一般醫師會針對症狀開一些藥物，包括抗憂鬱劑、抗痙攣劑、血清素接受器的拮抗劑或是促進劑、軟便劑等。不過一般只是症狀治療，無法確保能夠斷根。

病情分析

會得到腸躁症，當然跟林先生的個人特質和龐大的壓力有關，不過我跟他聊過之後，發現他一天至少要喝兩杯咖啡，每餐飯幾乎都要加辣椒，因此我幫他做了一滴活血檢查，看看能不能進一步找出他在飲食等方面的問題。

結果發現他的紅血球串聯相當嚴重、肝壓力線密集、出現許多念珠菌及桿菌，這些現象顯示他有嚴重的腸漏症、肝臟解毒能力下降、氧化壓力極大，以及消化酵素系統薄弱（因酵素不夠，消化不完全的食物分子進入淋巴及血液中，造成食物不耐及血球串聯）等情形。因此，我建議他做慢性食物過敏原 IgG4 的檢測，一週後報告出來了，林先生看了直搖頭，因為他發現自己居然對牛奶、蛋白、花生、小麥、鱈魚等都呈現嚴重的慢性過敏反應，而他一天到晚都在吃蛋奶製品，甚至連喝咖啡也要加大量的鮮奶。

英國醫師沙米爾（Sameer）等人於二〇〇四年針對二十五位大腸激躁症患者進行研究，檢驗了患者的 IgG4 食物過敏原之後，發現這些患者普遍對於牛奶、雞蛋、小麥、牛肉、豬肉、羊肉有過敏反應，在不吃這些食物三個月後，這些患者在腹痛嚴重度、腹痛頻率、腹脹、大便習慣及生活品質上都有明顯的改善，可見找出食物過敏原，在大腸激躁症的治療上占有相當重要的角色。像林先生這樣的案例我看過不少，有許多腸躁症患者或是發炎性大腸炎（包括潰瘍性大腸炎、克隆氏症）患者等，都跟食物不耐脫不了關係。所以如果有腸躁症，不能只想到是緊張、壓力所引起，也可能是腸漏症惹的禍。

劉醫師診療室

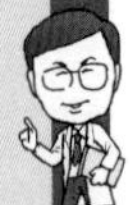

自然療法處方箋❶——營養素配方

★天然魚油（TG型式）（1.、2.）：每天一五〇〇毫克天然魚油，應用EPA及DHA天然抗發炎、抗過敏的效果來降低腸胃道的發炎反應。

★機能性益生菌（3.、4.）：每天二百億至三百億隻益生菌，調節腸道免疫系統（GALT），改善腸漏症。要注意，少數患者剛服用時反而因為改變腸道菌叢，因而刺激到已過敏的腸黏膜，結果會有腹瀉現象，建議先從每天五十億隻益生菌開始服用。

★植物酵素（5.、6.）：每餐飯前十分鐘服用八〇〇毫克植物酵素，可協助我們將食物中的肉類、脂肪、碳水化合物等分解為小分子的胺基酸、脂肪酸、單糖或雙糖等，減輕腸胃的負擔。

●麩醯胺酸（7.）：每天左旋麩醯胺酸七〇〇〇毫克，提供腸道細胞營養以及腸道上皮細胞立即分裂的能量，並修復受損的腸和胃黏膜細胞。

●維生素B群（包含B_1、B_2、B_6、B_{12}及葉酸）（8.、9.）：是參與能量產生、抗氧化反應、造血系統、自律神經系統安定的輔助因子，維持腸道健康蠕動。

- 琉璃苣油(10.)：每天二四〇至四八〇毫克琉璃苣油，其γ-次亞麻油酸（GLA）是抗過敏、抗發炎的重要營養素。
- 重要礦物質鈣、鎂及維生素D_3(11.)：每天六〇〇毫克鈣、一〇〇毫克鎂、一〇〇國際單位活性維生素D_3，可舒緩腸道平滑肌的收縮、調節自律神經、減輕憂鬱及焦慮。

（★代表一定要補充的營養素，若情況許可，補充●的其他營養素，效果更佳）

自然療法處方箋❷——生活調理配方

- 嚴格禁食過敏食物兩個月，然後以食物輪替法來調整，例如牛奶過敏則先以豆奶、豆漿替代，等到二個月後，再偶爾一週喝一點牛奶，其他乳製品也盡量減少。
- 多吃天然的食物，少吃冰品、過甜食物、有人工色素、防腐劑的罐頭和果汁等加工食品，煙燻燒烤類的食物也盡量不要碰。避免含有咖啡因、酒精、乳糖的食物或是油膩的食物、豆類、含山梨糖醇的口香糖、辣椒等。
- 降低壓力，享受慢活。
- 每天二十分鐘輕度運動，如快走、打太極拳、游泳、騎腳踏車等，可刺激腦內啡（大腦所分泌的一種激素，會令人心情愉快、降低身心疼痛）分泌。

（注意事項：治療劑量及搭配種類依患者體重、體質、目前西醫治療內容而有所變化）

效果見證

林先生很認真地避開過敏原，調整飲食、慢慢增加纖維素的攝取，每週快走三次，並配合營養素輔助治療，結果在第一週就有明顯的改善，第三週他打電話給我，說已經好了八成左右，真是替他感到開心！

參考文獻

1. Clarke G et al. J Lipid Res. 2010 May;51(5):1186-92.
2. Bassaganya-Riera J et al. Clin Nutr. 2006 Jun;25(3):454-65.
3. Chmielewska A et al. World J Gastroenterol. 2010 Jan 7;16(1):69-75.
4. Penner R et al. Curr Opin Pharmacol. 2005 Dec;5(6):596-603.
5. Roxas M. Altern Med Rev. 2008 Dec;13(4):307-14.
6. Hale LP et al. Clin Immunol. 2005 Aug;116(2):135-42.
7. Nose K et al. J Interferon Cytokine Res. 2010 Feb;30(2):67-80.
8. Wang YH et al. Neurosci Bull. 2009 Aug;25(4):209-15.
9. Leng Y et al. Neurosci Lett. 2008 Nov 21;445(3):195-8.
10. de La Puerta Vázquez R et al. Metabolism. 2004 Jan;53(1):59-65.
11. Chiba T et al. Hepatogastroenterology. 2005 Sep-Oct;52(65):1416-20.

4.改善脂肪肝，不能光吃不動

案例分享

我的老患者賴先生時常到門診追蹤咽喉癌的後續情況，因為要定期幫他做腹部超音波檢查，我發現他從一年前檢查出輕度脂肪肝，到現在已經變成了重度脂肪肝。問題是他自從得到癌症之後就非常注重養生，也不喝酒，為什麼脂肪肝會越來越嚴重呢？

健康最前線

何謂脂肪肝？

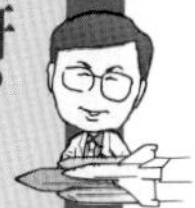

現代人高油、高鹽、高糖的精緻飲食，吃起來雖然很美味，卻也帶來了肥胖和脂肪肝的健康危機！不只是成人而已，二〇〇九年台北市衛生局調查後發現，國小學童有將近三〇%都是過重，而且這些過胖的小朋友當中有四分之一都合併脂肪肝，情況相當嚴重。

一般正常的肝臟脂肪含量約占肝臟總重量的三%到五%，如果肝臟的脂肪或是三酸甘油脂（也就是中性脂肪）含量超過肝臟重量的五%以上，就稱為脂肪肝；如果三酸甘油脂超過肝臟重量的三〇%，就是病態的脂肪肝（亦即此時肝臟發炎的機會相當高）。造成脂肪肝的原因有許多，包括喝酒、肥胖、熱量攝取過多、藥物、蛋白質或維生素缺乏所導致的營養失調、糖尿病控制不良，或者是懷孕末期，都有可能產生脂肪肝。有脂肪肝時，肝臟中的脂肪細胞充滿在肝臟細胞中，逐漸影響肝臟細胞的解毒功能，也因為許多油脂累積在肝臟當中，會造成自由基攻擊，產生大量的過氧化脂質，長期下來也會影響肝臟這個身體最大解毒器官的功能。目前因為肝炎疫苗的注射，B肝問題已獲得控制，反倒是脂肪肝，已成為快速增加的肝臟疾病。

病情分析

我看了賴先生的驗血報告，發現他的總膽固醇約二八五mg／dl（正常值為二○○mg／dl以下），可是三酸甘油脂居然高達五六○mg／dl（正常值為一五○mg／dl以下），再以他的身高體重計算，其BMI，也就是身體質量指數約為二十八（正常值約為十九～二十四），從這些數據看來，他的確有肥胖且熱量攝取過多的問題，而這也是脂肪肝常見的原因。

賴先生為了養生，每天都要吃三顆地瓜，卻沒注意到這反倒成了他罹患脂肪肝的原因之一，為什麼呢？因為一顆中型地瓜平均熱量約一二○大卡，相當於半碗白飯的熱量，像賴先生這樣吃，一天等於多吃了一．五碗白飯，如果又不運動，當然會演變成高血脂及脂肪肝。地瓜是許多專家提倡的養生食物，不但富含膳食纖維，其所含的維生素A，對於皮膚、黏膜、眼睛更具有良好的保健效果，而且抗氧化，還可增加糞便體積，促進排便及排毒，好處真的很多，只是像賴先生這樣的患者就不宜多吃。

脂肪肝如果不好好地處理，以後有可能發展成所謂的非酒精性脂肪肝炎（non-alcoholic steatohepatitis, NASH），進一步也可能變成所謂的肝纖維化或是肝硬化，甚至可能演變成肝癌。最可怕的是，脂肪肝初期沒有症狀，很容易長期被忽略，造成日後肝臟在解毒、代謝、造血、排毒等功能受到嚴重的影響。而且脂肪肝牽涉的不只是肝臟問題，與其密切相關的疾病相當多，像是高血壓、高血脂、糖尿病、高尿酸等新陳代謝問題。

我開給賴先生的處方，包括運動、營養師諮詢以及護肝的營養素。我也建議賴先生要減重，如果體重減輕，脂肪肝自然也會改善，但是要注意的是，如果快速減重而蛋白質攝取不足，也有可能讓脂肪肝加重。有些人儘管瘦瘦的，卻有脂肪肝，就是因為蛋白質攝取不足，使身體的三酸甘油脂儲存在肝臟內，造成脂肪肝。也提醒大家，別為了保肝而誤信偏方，曾有患者食用蜈蚣、蛇膽等，以為可以解毒，結果造成猛爆性肝炎。

劉醫師診療室

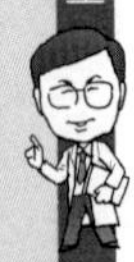

自然療法處方箋❶——營養素配方

★維生素B群（1、2）：每天至少六毫克B_1、六．五毫克B_2、七五毫克菸鹼醯胺（B_3）、七．五毫克B_6、九〇〇微克葉酸、九微克B_{12}等，可提供肝臟解毒反應所有輔助因子，增加能量產生及抗氧化反應之輔助因子。

★天然魚油（TG型式）（3、4）：每天一五〇〇毫克天然魚油，應用EPA及DHA天然抗發炎、降三酸甘油脂的效果，來降低體內壞膽固醇，改善肝臟脂肪浸潤的情形。

★乳薊草（牛奶薊）、朝鮮薊、甜菜、荷蘭芹（5、6）：應用其中之生物類黃酮以及多種微量元素來增加抗氧化酵素GSH、SOD等活性，達到抗氧化、穩定肝細胞膜的作用。

●白藜蘆醇植化素：每天三小匙，其內的葉綠素、纖維素、抗氧化酵素SOD等，可協助腸道的正常生理修復，降低腸漏症，減輕肝臟負擔，促進身體自由基的清除。

●輔酵素Q_{10}（7、8）：每天九〇毫克，增加肝臟細胞能量發電廠「粒腺體」的能量來源，恢復肝功能活性，促進脂肪分解。

●卵磷脂（9、10）：每天早晚各五公克，內含膽鹼，可促進磷脂類及乙醯膽鹼合成，對於健康的肝臟細胞膜形成、傳遞神經訊息、肝臟代謝脂肪等體內的生理功能有所助益。

●維生素C（11）：每天一五〇〇毫克維生素C，可抗脂質氧化，降低過氧化脂質，減少肝細胞損傷。

（★代表一定要補充的營養素，若情況許可，補充●的其他營養素，效果更佳）

自然療法處方箋❷——生活調理配方

- 多吃天然無加工的食物如五穀雜糧和五顏六色的蔬果，忌菸、酒精、甜點、含精緻糖或反式脂肪的食品，肉類攝取以不同深海魚肉以及去皮雞胸肉輪替。
- 健康減重，運動以輕度到中度有氧為主，每週三至五次，每次四十分鐘。
- 不熬夜，盡量在晚間十一點以前就寢，以利肝臟機能修復。

（注意事項：治療劑量及搭配種類依患者體重、體質、目前西醫治療內容而有所變化）

效果見證

經過一年的努力以及密切追蹤，賴先生的體重減輕許多，三酸甘油脂降到一三〇mg／dl，總膽固醇也降為二〇五mg／dl，雖然比正常值略高了一些，不過超音波顯示脂肪肝已從重度降至輕度，再持續下去，脂肪肝痊癒將指日可期。

■參考文獻

1. Remková A et al. Eur J Intern Med. 2009 Sep;20(5):482-6.
2. Sun Y et al. Wei Sheng Yan Jiu. 2009 Jul;38(4):413-6.
3. Bulchandani DG et al. Eur J Gastroenterol Hepatol. 2010 Oct;22(10):1245-52.
4. Masterton GS et al. Aliment Pharmacol Ther. 2010 Apr;31(7):679-92.
5. Küçükgergin C et al. Biol Trace Elem Res. 2010 Jun;135(1-3):264-74.
6. Popović M et al. Phytother Res. 2007 Aug;21(8):717-23.
7. Björkhem-Bergman L et al. Anticancer Res. 2010 Apr;30(4):1105-12.
8. Bello RI et al. Exp Gerontol. 2005 Aug-Sep;40(8-9):694-706.
9. LeBlanc MJ et al. J Nutr Biochem. 2003 Jan;14(1):40-8.
10. Oliveira CP et al. J Cell Mol Med. 2002 Jul-Sep;6(3):399-406.
11. Khoshbaten M et al. Saudi J Gastroenterol. 2010 Jul-Sep;16(3):194-7.

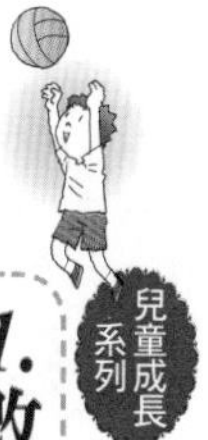

1.改善青春痘，先改變生活習慣

案例分享

十四歲、留著長髮的小妍有嚴重的鼻子過敏、青春痘以及便祕，根據媽媽的描述，小妍因為嚴重青春痘，每天都愁容滿面，不管在學校或其他地方，隨時都低著頭，我看了看站在一旁的小妍，果然刻意用長髮遮住兩邊的臉頰。看過許多皮膚科醫師的小妍，症狀時好時壞，什麼抗生素、消炎藥、類固醇、A酸，擦的、吃的一應俱全，皮膚科醫師說，再嚴重下去就要考慮吃口服A酸了。

病情分析

又稱為「痤瘡」的青春痘，是青春期常見的皮膚病之一，不過也有少數的人到了四十多歲還會長青春痘。青春痘最常長在臉上，也可能長在頸部、前胸、上臂及上背部。如果去一般皮膚科治療青春痘，醫師通常會給你一些藥物，像是可局部塗抹、具有乾燥或脫皮效果的藥水或藥膏；再來就是口服藥物，如四環素、紅黴素及磺胺類的抗生素等，它們能抑制毛囊皮脂腺內的細菌增殖，如果是較大的囊腫型痤瘡，則可能要注射局部藥物或切開排膿。對於更嚴重的情況，醫師會建議吃口服維他命A酸，一般治療期是四到六個月，效果固然不錯，只是維他命A酸（Isotretinoin）具有導致畸胎的風險，所以育齡婦女使用時，必須嚴格避孕。

除了用藥之外，青春痘患者在生活方面也要注意，像是盡量不要使用化妝品、粉底、晚霜及潤膚霜等，另外，接觸油煙、日曬、壓力太大、負面情緒、熬夜、錯誤的飲食習慣，甚至托腮或戴安全帽造成顏面摩擦，也會降低皮膚的自我修復作用，使青春痘更加惡化。

健康最前線

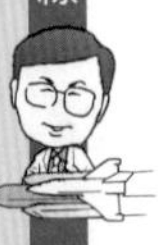

嚴重青春痘，可能會提高青少年的自殺率

別以為小小的青春痘只是小問題，若是不好好改善，很可能會使青少年走上絕路。根據二〇一〇年《英國醫學雜誌》（*BMJ*）發表的研究報告發現，嚴重青春痘與自殺率上升有關，在接受口服A酸治療結束後六個月，也會增加自殺的風險，因此認為口服A酸除了有導致畸胎的風險以外，也有可能提高自殺率。不過也有醫師持不同看法，認為罹患青春痘的青少年本來就容易憂鬱，有自殺傾向，跟口服A酸沒有關係。不管如何，青春痘的確會使青少年的情緒大受影響，建議父母從旁協助青少年度過這段時期，也要積極與皮膚科醫師配合，如果萬不得已需使用口服A酸時，一定要更

注意他們的情緒和舉動，如有不正常的情況，請趕緊找身心科醫師協助。

一般來說，造成青春痘的原因可能是荷爾蒙變化、皮脂分泌比較旺盛、痤瘡桿菌以及遺傳等。而女生到了十一到十四歲，男性荷爾蒙的分泌本來就會增加，當皮脂腺受到男性荷爾蒙的過度刺激，就容易產生青春痘，這都屬於正常狀況。然而，小妍的青春痘為何比同年紀的同學還要嚴重？我幫小妍做過一滴活血檢驗之後，發現她的血液中有許多過氧化脂質、雜質斑塊，嚴重的紅血球串聯，還有很多的念珠菌反應，顯示她的血液呈現酸性，氧化壓力極大，還有嚴重腸漏症的可能，也代表她的飲食及睡眠方面都出了問題。

我花了一小時仔細詢問她的生活習慣，發現她每天一定要喝甜甜的冷飲、吃香噴噴的炸雞，可是這些食物卻是讓她的青春痘比別人嚴重的原因之一。冷飲不但含有許多添加物，其中的精緻糖也是青春痘的促發因素；而油炸物不但會產生大量自由基來傷害身體，更會嚴重阻塞皮膚的毛細孔，增加痤瘡桿菌的生長。向小妍說明前因後果之後，我請她繼續配合皮膚科醫師的藥物治療，並好好以自然營養療法來調理。

劉醫師診療室

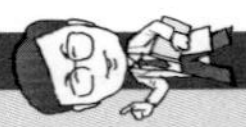

自然療法處方箋❶——營養素配方

★天然魚油（TG型式）(1.)：每天一〇〇〇毫克天然魚油，應用EPA及DHA天然抗發炎、抗過敏的效果來降低身體過敏反應，減少青春痘的皮膚發炎狀態。

★機能性益生菌(2.)：每天兩百億隻益生菌，可調節腸道免疫系統、降低過敏反應的Th2細胞激素、改善腸漏症及便祕。

★胺基酸螯合鋅(3.)：每天四〇毫克的胺基酸螯合鋅，可增加體內抗氧化酵素活性、降低過敏反應、修補皮膚缺陷、改善發炎狀態。

●琉璃苣油(4.)：每天服用四八〇毫克，一週後再改成每天二四〇毫克，其中的γ-次亞麻油酸（GLA）是抗過敏、抗皮膚發炎的重要營養素。

●白藜蘆醇植化素：每天三小匙，其內的葉綠素、纖維素、抗氧化酵素SOD等，可協助腸道的正常生理修復、調節免疫系統、促進自由基的清除。

●維生素B群(5.)：每天至少四毫克B_1、四毫克B_2、五〇毫克菸鹼醯胺（B_3）、五毫克B_6、六〇〇微克葉酸、六微克B_{12}等，可提供肝臟解毒反應所有輔助因子，增加能量產生及抗氧化反應之輔助因子。

●維生素C(6.)：每天一五〇〇毫克維生素C，可抗脂質氧化、降低過氧化脂質、減少肝細胞損傷、促進皮膚膠原蛋白形成。

●硒酵母(7.)：每天二〇〇微克酵母硒，提供抗氧化酵素「穀胱甘肽過氧化酶」輔助因子，提升抗氧化力。

（★代表一定要補充的營養素，若情況許可，補充●的其他營養素，效果更佳）

自然療法處方箋❷——生活調理配方

- 生活作息要正常，不可以熬夜。多聽聽笑話，保持開朗的心情。
- 如果是油性膚質，每天要使用中性肥皂洗臉至少兩次以上。千萬不要塗抹任何化妝品，以免青春痘發炎得更厲害。
- 最重要的是甜品、巧克力、蛋糕、咖啡、奶油、花生、冰淇淋、辛辣和油炸食物，甚至乳製品也要盡量避免。多吃些新鮮的蔬菜、水果，每天喝二五〇〇c.c.的白開水，不但可改善便祕，又可以幫助排毒，做好體內環保。
- 千萬不要用手擠壓痘痘，以免留下疤痕及色素沉澱。

（注意事項：治療劑量及搭配種類依患者體重、體質、目前西醫治療內容而有所變化）

效果見證

經過一個月的配合，小妍的青春痘好了五成，又過了一個月之後，就改善了八成。不但皮膚科醫師認為她不需要吃口服A酸，更棒的是她再也不需要用頭髮遮遮掩掩，每天都能快樂地抬起頭來上學去。

■參考文獻

1. McCusker MM et al. Clin Dermatol. 2010 Jul-Aug;28(4):440-51.
2. Chapat L et al. Eur J Immunol. 2004 Sep;34(9):2520-8.
3. Bae YS et al. Dermatol Clin. 2010 Jul;28(3):587-97.
4. Berbis P et al. Allerg Immunol (Paris). 1990 Jun;22(6):225-31.
5. Gehring W. J Cosmet Dermatol. 2004 Apr;3(2):88-93.
6. Lima CC et al. Braz J Biol. 2009 Nov;69(4):1195-201.
7. Michaëlsson G et al. Acta Derm Venereol. 1984;64(1):9-14.

2.孩子長不高，別怪遺傳不好

■案例分享

十三歲的小凱雖然已經升國一了，看起來還像個「小朋友」，不但個子不高、身材也偏瘦。他靦腆地坐在椅子上，雙手不時揉著眼睛，像是睡眠不足。聽小凱的媽媽說，他的鼻子過敏非常嚴重，每天都要用掉一大堆面紙，經常鼻塞、打噴嚏不說，天氣冷時還容易夜咳。不過，小凱的媽媽最擔心的還是他長不高的問題。身高只有一五五公分的小凱，很羨慕班上那些長得較高的同學，正值青春期的他，也認為較矮的男生比較不受女同學注意。他平常很迷美國職籃（NBA），志願是參加籃球校隊，可惜因為身高太矮而無法如願。媽媽曾帶他諮詢過醫學中心小兒內分泌科的醫師，經過檢查以及測骨齡，醫生認為都沒問題。上網查過資料的小凱，本來希望醫生可以幫他打生長激素，結果醫生卻說不需要，讓小凱非常失望。

健康最前線

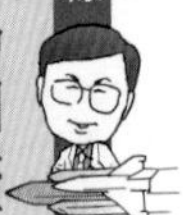

影響身高的因素有哪些？

影響兒童生長發育的原因相當多，遺傳是其中一項重要的因素。一般來說，爸爸及媽媽的身高因素各占約三五%，如果爸媽的身高都算矮小，要生出個身高像NBA籃球員的孩子，當然是不可能的，除非這小孩有腦下垂體腫瘤。後天因素占了三〇%左右，包括運動、營養、睡眠、壓力、藥物、消化、內分泌疾病或其他疾病等。為了讓孩子長高，目前的確有許多家長願意花錢請醫師為小孩施打昂貴的生長激素，但是我認為只有少數真的有生長激素缺乏狀況，或是罹患先天性疾病，如透納氏症候群的小孩才需要。

通常小兒科或骨科醫師會根據患者的左手X光片，來判斷全身骨骼生長板的成熟情況及空間，如果骨齡比實際年齡大的話，代表以後能長的身高相對比較少，所以要判斷孩子未來的身高，不能以實際年齡，而是以骨齡判斷。一般來說，男孩的骨齡超過十五歲，或是女孩的骨齡超過十四歲以後，可長的身高就很有限了。

病情分析

為了知道小凱的身高是否受遺傳因素影響，我先提供了兩個簡單的公式，教他們如何由父母的身高推算出子女的身高（以公分為單位）：

男孩身高＝（父親身高＋母親身高＋13）÷2±7.5
女孩身高＝（父親身高＋母親身高－13）÷2±6

或是

男孩身高＝（父親身高＋母親身高＋11）÷2
女孩身高＝（父親身高＋母親身高－11）÷2

小凱的爸爸身高一七〇公分，媽媽是一五六公分，若依照第一個公式，未來小凱的身高應該在一六二到一七七公分之間，這中間的差距取決於後天的影響，包括營養、運動、睡眠、有無其他疾病等。聽到這裡，小凱的媽媽就興奮地說：「哇，有機會長到一百七十幾公分，小凱，你要加油喔！」此時小凱也露出少了一顆門牙的可愛笑容。後來媽媽也提及現在很熱門的轉骨方，半年前看到電視購物台的促銷，她也買來讓小凱吃過，但是效果不是很明顯。

健康最前線

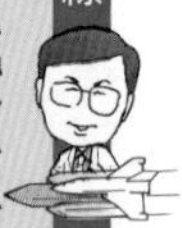

轉骨方的成分有哪些？

中醫典籍的《皇帝內經》記載春生、夏長、秋收、冬藏，因此中醫認為青春期一定要補充營養，特別是春季為調理季節，能為夏季迅速長高前打基礎。坊間的轉骨藥方，則是根據中醫理論「腎主骨、腎主藏精、腎主先天」等加以調配而成，所以常以補腎中藥為主，再搭配可補氣、補血的藥材，包括枸杞、黃耆、黨參、白朮、杜仲、鹿茸、補骨脂、淫羊藿、續斷、巴戟天、茯苓、當歸、熟地、何首烏、白芍等，將這些中藥材配合一些肉類如排骨、雞肉等加以燉煮。通常男生以十三～十五歲，女生以初經來後三年內為最佳轉骨時機。不過，每個人體質都不同，如果都照同樣的配方來服用，效果不見得好。建議你如果要服用此類轉骨方，應該先經過有經驗的中醫師診斷體質後，再依照不同體質來服用中藥。

雖然小凱確實具有長高的潛力，但是我看過一些瘦小又加上過敏體質的小朋友，都是因為飲食不正常、營養不良、腸道過敏、腸漏症，才造成身高過矮、體重太瘦或是太胖（可能有慢性發炎的情形）。經我一問之下，小凱在生活和飲食方面果然問題很大。他經常拉肚子，又愛喝冰牛奶、珍珠奶茶、可樂，經常到晚上十一點以後才睡，這對要長高的人來說，都是不對的習慣。尤其小凱有嚴重的過敏，包括過敏性鼻炎及疑似氣喘。所以我建議幫小凱抽血驗一下食物不耐 IgG4 檢測，找出他的潛在慢性食物過敏原。

看了檢查報告，才發現他的過敏原相當多，對牛奶、蛋白、大豆、豬肉、牛肉、小麥、蛋黃、哈密瓜、香蕉等都有慢性過敏，尤其是對牛奶呈現重度不耐。若他繼續吃這些食物，小凱的腹瀉、過敏就無法改善，甚至會惡化成腸漏症，使營養吸收更加困難。我請小凱的媽媽盡量不要讓他吃太多這類的食物，在生活作息上也要有所調整。在營養處方上，除了改善過敏的營養素之外，也特別增加了有助生長發育的營養素。

劉醫師診療室

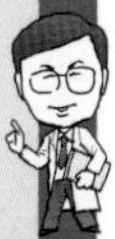

自然療法處方箋❶——營養素配方

★鈣鎂錠[1、2]：每天九〇〇毫克鈣、一五〇毫克鎂，可增加骨質密度的建立，及骨頭伸展時所需的原料。

★維生素D_3[3、4]：需經醫師依不同體重，調整劑量一〇〇～四〇〇國際單位不等。

★蛋白質胺基酸粉[5]：含牛乳清蛋白之胺基酸粉每天一五～三〇公克，提供生長所需之蛋白質原料，可調節免疫力，需注意鈉含量不可過高，以免造成腎臟負擔。

●天然魚油（TG型式）（6.）：每天一〇〇〇毫克天然魚油，可提供優質EPA及DHA，以抗發炎、抗過敏的效果來降低腸道及其他過敏反應、改善腸道生理機能、促進吸收。

●機能性益生菌（7.）：每天二百億隻益生菌，可調節腸道免疫系統、降低過敏反應的Th2細胞激素、改善腸漏症、促進腸胃消化及營養素吸收功能。

●維生素B群（8.）：每天至少六毫克B_1、六．五毫克B_2、七五毫克菸鹼醯胺（B_3）、七．五毫克B_6、九〇〇微克葉酸、九微克B_{12}等，可提供生長所需的造血、神經系統、骨骼肌肉系統必要之輔助因子。

（★代表一定要補充的營養素，若情況許可，補充●的其他營養素，效果更佳）

自然療法處方箋❷——生活調理配方

●早睡：國小中低年級生盡量晚上九點，國小高年級生盡量九點半，國中生盡量在十點至十一點前睡，以利腦下垂體分泌生長激素，促進長高。

●運動：每天以三十分鐘的跳躍式運動為主，像是跳繩、籃球的跳投射籃、排球，可刺激腿骨的生長板，也要盡量在有陽光時做運動。

●腳底穴位按摩：湧泉穴是中醫師遇到想長高的患者必定會針的穴道，在腳掌凹陷處前三分之一處。可在家中以一顆彈珠用膠帶黏住雙腳湧泉穴，隨時踩地以按摩穴道。

●慢性食物過敏則以食物輪替法來調整，例如牛奶過敏，則先

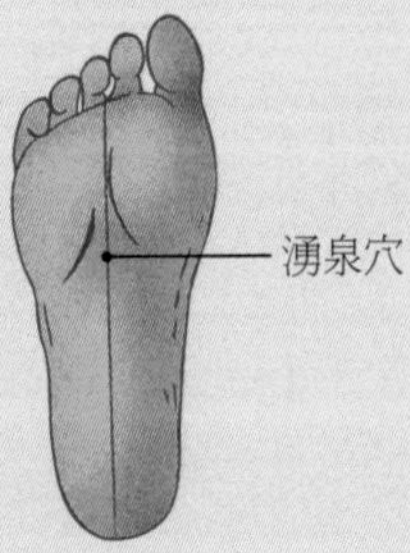

湧泉穴位置圖

以豆奶、豆漿替代。

● 重視正餐，飲食的搭配需多樣化，葷素都要均衡，嚴格管制垃圾食物，不挑食、不偏食。

（注意事項：治療劑量及搭配種類依患者體重、體質、目前西醫治療內容而有所變化）

效果見證

過了半年，小凱的媽媽告訴我，小凱不但長高了六公分，過敏性鼻炎和時常腹瀉的情形也大大改善，還說小凱把我的話當作聖旨，希望將來可以長到一七五公分。

參考文獻

1. Yin J et al. Asia Pac J Clin Nutr. 2010;19(2):152-60.
2. Ishimi Y.Clin Calcium. 2010 May;20(5):762-7.
3. Woeckel VJ et al. J Cell Physiol. 2010 Nov;225(2):593-600.
4. Milinković NLj et al. Clin Lab. 2009;55(9-10):333-9.
5. Siddiqui SM et al. Nutr Res. 2008 Nov;28(11):783-90.
6. Shen CL et al. Br J Nutr. 2006 Mar;95(3):462-8.
7. Scholz-Ahrens KE et al. J Nutr. 2007 Mar;137(3 Suppl 2):838S-46S.
8. Ejaz MS et al. J Pak Med Assoc. 2010 Jul;60(7):543-7.

3. 過動症及妥瑞症也能以營養療法改善

過動症和妥瑞症這兩種在過去都屬罕見的兒童疾病，目前罹患的人數卻越來越多。他們的父母身心俱疲，除了要協助在學校和社會備受歧視的孩子外，也急於找出能改善孩子症狀的方法。根據台大精神部的調查，國內罹患過動症的中小學生大約占了七～八％，推估約有十三萬七千多人，但是教育體系通報卻非常低，因為家長擔心小朋友被貼標籤。

案例分享——過動症

五歲的小寶在幼稚園時不但愛說話、不能專心，還會動手打其他小朋友，連老師都無法制止。其他小朋友的家長甚至提出抗議，如果無法控制小寶的狀況，就要把自己的孩子轉到其他幼稚園。在門診時，小寶一下子大力地轉動門軸，一下子拉電腦線、拉窗簾，媽媽得不時衝過去，把他抱起來坐回原位，可以想見小寶的媽媽平時帶他的辛苦。

健康最前線

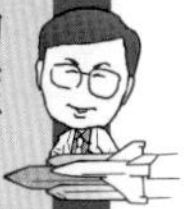

什麼是過動症？

過動症的完整名稱是「注意力不足過動障礙症」（ADHD）。根據統計，美國約有兩百多萬個學齡兒童有過動症，男生發生率大概是五%，女生約二%。根據美國國家衛生研究院的統計，有超過百萬名孩童因為罹患過動症而服用藥物利他能（Ritalin）。要診斷是否有過動症，通常是根據美國精神科醫學會所出版的《精神疾病診斷與統計手冊》（DSM-IV），確定是否符合診斷標準，換句話說，即使爸媽覺得小朋友注意力不是很好，不見得就是過動兒。

一般說來，過動兒可能會有幾個主要的現象：

1. 注意力不集中：無法專注、很少能在行進間跟上大家的方向。
2. 過動：講話講個不停，沒辦法持續坐在位置上，當老師要他坐下時，他卻想離開座位。
3. 衝動：喜歡插嘴、回話、動手打其他小朋友或是容易講別人壞話等。

病情分析——過動症

小寶的媽媽查過許多網路和書上的資料，還是搞不清楚小寶為何會這麼過動。的確，到目前為止，過動症的成因還是眾說紛紜。有人認為是大腦中神經傳導物質多巴胺的接受器出了狀況，導致腦中的多巴胺含量異常。也有研究顯示，跟母親懷孕期間受到某些重金屬，例如鉛、銅污染有關，也有可能是藥物造成（1.）。還有許多研究顯示，吃太多精緻糖、乳製品、人工色素、味精、甜味劑，也跟過動的行為有關。我幫小寶做了一滴活血及乾血檢查，初步排除他是重金屬中毒，不過若要更準確的話，就得做頭髮重金屬檢測才能確定。

對於過動的症狀，一般醫師都會開利他能或是右旋安非他命等興奮劑來控制，但是這些藥物吃久了都有副作用，以利他能來說，有可能會造成易怒、憂鬱、失眠、胃口降低或是性格改變等。由於國外許多研究發現慢性食物不耐與過動脫不了關係，因此我幫小寶做食物過敏檢測，結果發現小寶對於牛奶、小麥、奇異果、鱈魚、香蕉及芝麻呈現重度過敏，更糟糕的是小寶每天都把鮮奶當飲料喝。所以我建議小寶的媽媽將慢性過敏的食物先禁止兩個月，再配合營養療法。剛開始，飲食的調整反而讓小寶顯得更加不安躁動，但經過了三個禮拜，他就慢慢地適應了。兩個月後，他的過動傾向居然改善許多，而小寶的父母的態度也有一百八十度的改變，從原本的懷疑，變成到處推薦營養療法給其他家長。

案例分享——妥瑞症

十四歲的小方則是我在門診遇到的妥瑞兒，他的父母眉頭深鎖地訴說這些年來他們遇到的困擾。小方上課時喜歡眨眼睛、聳肩、嘴角抽動或是發出不一樣的怪聲音，像是學狗叫或是清喉嚨等，也會出現一些臉部抽筋的症狀。最麻煩的是在月考或期末考，當大家安靜作答時，他卻無法控制地發出怪聲，使同學投以白眼，不明就裡的監考老師也會責備他。小方本來因受到同學的排擠而有很大的自卑感，幸好經過老師從旁協助，同學們也漸漸了解他的狀況。

健康最前線

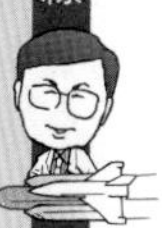

什麼是妥瑞症？

妥瑞症這種疾病最早出現在一八八五年一位法國醫師妥瑞（Tourette）所發表的病歷報告中，引起世人的注意。妥瑞症最常出現的症狀就是抽筋、抽動、抽搐等，但要確定是否為妥瑞症，必須由小兒神經科醫師來診斷。

一般來講，妥瑞症分為動作型抽筋及聲語型的抽筋，通常會用多巴胺拮抗劑這類藥物來治療，可是若長期使用會有副作用，如眼睛上吊、脖子後仰、流口水、無法靜坐等。通常醫師會請家長及老師從旁協助，配合行為療法來矯正。

病情分析——妥瑞症

為小方檢查一滴活血及乾血後，我發現他有重金屬慢性中毒的可能，因此請他再去做頭髮檢測。從一般血液檢測，可以看出最近兩、三週內接觸重金屬污染的情況，而做頭髮檢測，則可以看出最近三個月左右重金屬累積暴露的情形。另外還有一種尿液的重金屬檢測，做這種檢測有兩個目的，第一是用來觀察重金屬排毒療法之後的成效，第二則是用作「挑戰激發試驗」（challenge test），就是以排重金屬藥物注射或是口服，然後檢測尿液前後的變化，看看是否有特殊的重金屬中毒。

兩週後頭髮檢測的報告出來，顯示小方體內的汞含量超高，讓小方的父母嚇了一跳。其實汞包括甲基汞、無機汞以及汞蒸氣，其中甲基汞特別毒，體內之所以有這種毒物，可能跟吃了受污染的海產、受污染的中藥，或是用含有汞的銀粉來補牙齒等有關。一九五六年日本曾發生六百九十人中毒的事件，主角就是甲基汞。另外，過去許多老人喜歡餵哭鬧小朋友吃的八寶散也含有硫化汞，甚至近來頗受爭議的疫苗含汞事件，就是在幼童注射的疫苗當中使用硫柳汞來作防腐劑。研究顯示，許多孩童的自閉症以及過動症都可能與注射疫苗中的汞有關。

經過了解，我發現小方的牙齒有三顆是以含汞銀粉填補的，因此建議他爸媽找牙醫將其移除，換成合成樹脂。之後我再以排重金屬療法來幫他排毒，剛開始還看不出效果，但是半年後，小方變得比較不會隨便發出怪聲音，只有在緊張時才會不自主地出現症狀。

除了減敏和排毒之外，我認為不管是妥瑞症或是過動症孩童的父母，也應該幫這些孩子在飲食習慣上有所調整，讓他們多吃富含纖維的蔬菜水果，少吃含精緻糖和咖啡因的食物和乳製品，再配合營養療法，事實上可以不必一直吃藥。

劉醫師診療室

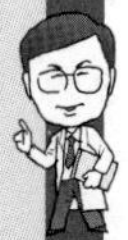

自然療法處方箋❶——營養素配方

★鈣鎂錠[2.、3.]：每天六〇〇毫克鈣、一〇〇毫克鎂，可穩定腦神經細胞膜，改善神經傳導穩定性。

★天然魚油（TG型式）[4.、5.]：每天一〇〇〇毫克天然魚油，提供優質EPA及DHA，利用抗發炎、抗過敏的效果來降低腸道及其他過敏反應，DHA對於神經系統的穩定有助益，可降低過動和衝動的反應。

★維生素B群[6.]：每天至少四毫克B_1、四毫克B_2、五〇毫克菸鹼醯胺（B_3）、五毫克B_6、六〇〇微克葉酸、六微克B_{12}等，可提供腦神經系統運作之輔助因子。

●機能性益生菌[7.]：每天一百億隻益生菌，可調節腸道免疫系統、降低過敏反應的Th2細胞激素、改善腸漏症、減少過敏物質進入血液中，以降低過敏反應引起的過動。

● 螯合鋅[8]：每天二〇毫克的胺基酸螯合鋅，增加體內抗氧化酵素的活性。

● 金屬硫蛋白[9,10]：如有慢性重金屬中毒，每天四~六顆，含有草本植物穿心蓮、薑黃和啤酒花萃取物等，有利肝臟的解毒系統運作，幫助排毒。

（★代表一定要補充的營養素，若情況許可，補充●的其他營養素，效果更佳）

自然療法處方箋❷——生活調理配方

● 若有慢性食物過敏，則以食物輪替法來調整，這點非常重要。

● 避免吃太多精緻糖、乳製品、含有人工色素、味精、甜味劑的零食，有人工添加物的食品、碳酸飲料、煙燻燒烤等。

● 培養一種嗜好或是運動，以消耗過多精力。

（注意事項：治療劑量及搭配種類依患者體重、體質、目前西醫治療內容而有所變化）

■效果見證

經過半年到一年的營養治療之後，不管是有過動症的小寶，或是患有妥瑞症的小方，症狀都明顯改善了，服用藥物的劑量也逐漸降低，他們的父母終於重拾了許久不見的笑容。

■參考文獻

1. Curtis LT et al. J Altern Complement Med. 2008 Jan-Feb;14(1):79-85.
2. Yarlagadda A et al. Psychiatry (Edgmont). 2007 Dec;4(12):55-9.
3. Mousain-Bosc M et al. Magnes Res. 2006 Mar;19(1):46-52.
4. Lavialle M et al. J Nutr Biochem. 2010 Oct;21(10):899-905.
5. Schuchardt JP et al. Eur J Pediatr. 2010 Feb;169(2):149-64.
6. García-López R et al. Med Clin (Barc). 2008 Nov 22;131(18):689-91.
7. Pelsser LM et al. Pediatr Allergy Immunol. 2009 Mar;20(2):107-12.
8. Dodig-Curković K et al. Acta Med Croatica. 2009 Oct;63(4):307-13.
9. Lindeque JZ et al. Curr Protein Pept Sci. 2010 Jun;11(4):292-309.
10. Kiliç GA et al. Food Chem Toxicol. 2010 Mar;48(3):980-7.

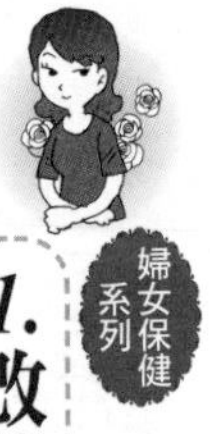

1.改善更年期症候群，不必依賴可能致癌的藥物

更年期是每個女人隨著年齡增長自然會面臨的過程，很多人誤以為一定要靠補充女性荷爾蒙，才能減緩更年期的不舒服，事實上不見得如此。

案例分享

將近五十歲的張小姐，身材有些福態，走起路來有些駝背，儘管薄施脂粉，卻掩蓋不了乾燥的皮膚和布滿細紋的脖子。一年多來她一直覺得喉嚨乾燥，好像有東西卡住，最近越來越嚴重。找過其他醫生檢查過，確定她的喉嚨沒有長東西，認為她是慢性咽喉炎，開了一些消炎藥或是抗焦慮藥物給她，但狀況都沒有好轉。後來她因為情緒不穩定、腰痠背痛，加上失眠越來越嚴重，又去看了神經內科，醫師只開了一些安眠藥給她。因為她時常這裡不舒服、那裡不舒服，連帶也影響到她和先生的感情。聽了她的陳述，我的直覺反應就是她可能更年期到了。一問之下，她的月經果然已經六個月沒來，有時還會有臉部熱潮紅的現象。

健康最前線

更年期的症狀有哪些？

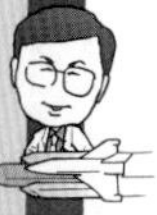

一般女性的更年期出現在五十歲左右，通常會伴隨經期停止。之所以會有更年期，是因為卵巢功能逐漸退化，所分泌的女性荷爾蒙雌激素（estrogen）和黃體素（progesterone）明顯減少，此時腦部的腦下垂體所分泌的黃體刺激素（FSH）和濾泡刺激素（LH）升高，會產生皮膚一下子熱潮紅、一下子又有些怕冷的狀況，台語中的「打冷打熱」把這種狀況描述得非常貼切。除了熱潮紅以外，更年期常見的症狀還有盜汗、心悸、失眠、陰道乾澀萎縮、萎縮性尿道炎、性慾減低、憂慮、焦慮、頭痛等。曾經有人以「秋天的暴風雨」來比喻更年期，說明女性更年期這種不穩定的情況，就像秋高氣爽的季節突然來了一場暴風雨一般。

病情分析

我幫張小姐安排抽血檢驗女性荷爾蒙，並請她去婦產科看報告，果然是典型的更年期症候群。三週後張小姐又來到我的營養醫學門診，她說婦產科醫師開了一些荷爾蒙，不過她聽說會致癌，不敢吃，所以來問有沒有其他方法。

正如張小姐所說的，有越來越多荷爾蒙替代療法（HRT）的副作用已被醫界注意到，尤其是致癌方面。世界衛生組織所屬的國際癌症研究署，已經將治療更年期症狀的荷爾蒙，從「可能對人體致癌」改列為「會對人體致癌」的物質，而台灣許多婦產科醫師或是乳房外科醫師也認為，用雌激素搭配黃體素治療更年期症狀，可能使子宮內膜癌及乳癌發生率增加，另外像是增加血栓、膽結石的風險，也是補充荷爾蒙時應該留意的副作用[1]。

我注意到不愛運動、不愛曬太陽的張小姐有點駝背，她也表示最近不但經常腰痠背痛，而且感覺身高好像矮了一些。由於這個年紀的許多女性都有骨質疏鬆的問題，所以我安排她做骨質密度檢查，結果她的檢查報告是負二，已算是骨質缺乏。因此，除了營養處方以外，我還提供了生活及飲食上的建議，改善她的更年期症狀和骨質缺乏狀況。

健康最前線

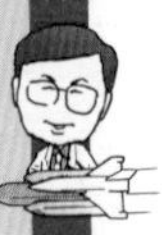

骨質疏鬆症應如何診斷？

一般醫院是以雙能量X光骨質密度檢查（DEXA）為主，另外許多診所或是健檢機構是利用超音波來測量腳跟或是手腕內側的橈骨密度。根據國際衛生組織的定義，如果骨密度小於負二．五，則為「骨質疏鬆症」，而介於負一到負二．五之間，則是「骨質缺乏」。骨質疏鬆的高危險群，包括酒喝得多、抽菸的女性、嗜喝咖啡及可樂的人，另外，不喜歡運動、不常曬太陽、長期服用類固醇、低鈣高磷飲食（如常吃肉類、香腸、火腿、可樂、速食麵、洋芋片、肉類罐頭等）、甲狀腺或是其他內分泌腺有問題、更年期或卵巢切除的人，也容易得到骨質疏鬆症。骨質疏鬆最怕的是發生骨折，最容易發生的部位是大腿骨、脊椎骨或是手腕骨。如果發生髖部骨折，開刀是唯一的治療方法。

根據統計，骨質疏鬆症合併大腿髖部骨折的病人，約有四分之一會死亡，還有四分之一的病人會長期入住照護機構，而隨之而來的併發症，就有褥瘡、肺炎、膀胱炎、尿道炎及憂鬱症等。

劉醫師診療室

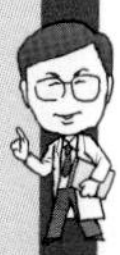

自然療法處方箋❶——營養素配方

★天然大豆異黃酮（2.、3.）：每天四五～九〇毫克含醣基（Genistin、Daidzin、Glycitin）以及不含醣基的（Genistein、Daidzein、Glycitein）大豆異黃酮，其分子較小，可加速腸道吸收且具有調節雌激素受體的生理活性，改善更年期症狀。

★琉璃苣油：每天二四〇～四八〇毫克，其所含的γ-次亞麻油酸（GLA）具有調節卵巢機能、抗發炎的效果。

●白藜蘆醇植化素：其萃取物可改善臉潮紅、緊張、失眠、盜汗等更年期不適。

●B群維生素（4.、5.）：每天至少六毫克B_1、六．五毫克B_2、七五毫克菸鹼醯胺（B_3）、七．五毫克B_6、九〇〇微克葉酸、九微克B_{12}等，可提供自律神經、造血及肝臟解毒反應所有輔助因子，增加能量產生及抗氧化反應之輔助因子。

- 複方抗氧化劑[6、7]：含有維生素A、C、E、葡萄籽、茄紅素、綠茶素、微量元素鋅、硒酵母、生物類黃酮等，清除體內自由基、增加抗氧化力。
- 鈣、鎂、維生素D_3[8、9]：每天一二○○毫克鈣（有接受荷爾蒙療法者每天一○○○毫克）、二○○毫克鎂、二○○～三○○國際單位維生素D_3，可增加骨質密度、降低骨質流失、改善神經傳導、增進睡眠品質。
- 天然魚油（TG型式）[10、11]：每天一○○○毫克天然魚油，其所含的EPA及DHA具有天然抗發炎、降三酸甘油脂的效果，可促進血液循環、增進腦部記憶、改善乾眼症和視力。

（★代表一定要補充的營養素，若情況許可，補充●的其他營養素，效果更佳）

自然療法處方箋❷——生活調理配方

- 避免吃冰品、冷飲，含有糖分、咖啡因、酒精及過辣的刺激性食物。多吃深海魚類，較天然的植物雌激素來源如山藥或黃豆類製品等，也可以多攝取。
- 每天下午四～五點或早上八～九點快走二十分鐘，曬些太陽，增加骨質密度以及促進維生素D合成。
- 培養嗜好，如插花、畫圖、寫書法、音樂或是旅遊，改善自律神經失調現象。
- 有抽菸的人則需戒菸。

（注意事項：治療劑量及搭配種類依患者體重、體質、目前西醫治療內容而有所變化）

效果見證

兩個月後，張小姐準時回診，她表示喉嚨的不適感已經消失得差不多了，睡眠品質也好了許多，看來她已經遠離秋天的暴風雨了。像這樣以營養療法來改善更年期症狀，既安全又沒有補充荷爾蒙的疑慮，很值得大家參考。

參考文獻

1. Gaspard U et al. Rev Med Liege. 2002 Aug;57(8):556-62.
2. Levis S et al. Contemp Clin Trials. 2010 Jul;31(4):293-302.
3. Ferrari A. J Obstet Gynaecol Res. 2009 Dec;35(6):1083-90.
4. Gaweesh SS et al. Gynecol Endocrinol. 2010 Sep;26(9):658-62.
5. Nykamp D et al. Consult Pharm. 2007 Jun;22(6):490-502.
6. Kabat GC et al. Am J Clin Nutr. 2009 Jul;90(1):162-9.
7. Yang Z et al. Arq Bras Endocrinol Metabol. 2010 Mar;54(2):227-32.
8. Bandeira F et al. Arq Bras Endocrinol Metabol. 2010 Mar;54(2):227-32.
9. Kuroda T et al. Spine (Phila Pa 1976). 2009 Aug 15;34(18):1984-9.
10. Witt PM et al. Br J Nutr. 2010 Aug;104(3):318-25
11. Matsushita H et al. J Bone Miner Metab. 2008;26(3):241-7.

2.治療乾燥症，藥物、營養要雙管齊下

雖然一般人很少聽到乾燥症這種疾病，但它其實是中年女性可能罹患的一種免疫疾病，目前在台灣已有一％的罹患率。

案例分享

五十二歲的寇小姐打扮時髦，眼睛卻布滿了血絲。她的眼睛和嘴巴一直都很乾燥，要常常喝水，好幾顆牙齒也蛀掉了。早在七、八年前，她就因為口腔乾燥去看了好多醫生，那時很擔心自己是不是得了口腔癌，但醫生都說沒問題。之後去看了免疫風濕科醫師，經過抽血、口腔黏膜切片、眼科淚腺分泌測試和核子醫學唾液腺檢查之後，最後才確定是乾燥症。

乾燥症患者除了眼睛及口腔乾燥以外，鼻腔、耳咽管、皮膚等處也會乾燥，可能會有鼻子出血、耳朵悶塞、皮膚發癢、胃黏膜受損使營養吸收不良，以及胰臟發炎等情況。另外，陰道的乾燥則會影響患者的性生活品質，寇小姐也有這方面難以

啟齒的困擾，因為陰道乾燥，使她不太敢與先生同房。

健康最前線

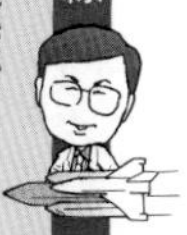

何謂乾燥症？

乾燥症在醫學上的正式名稱是休葛蘭氏症候群（Sjogren's syndrome），它是一種全身性的免疫風濕疾病，最早是由瑞典的眼科醫師休葛蘭在一九三三年所提出。根據統計，美國有將近四百萬人罹患這種疾病，患者的年齡約在四十五到五十五歲之間，而女性病患是男性的十倍以上。

就像其他自體免疫疾病一樣，乾燥症也是因為全身的免疫系統出了問題，身體產生了對抗自己的抗體，這些自體抗體會攻擊唾液腺以及淚腺，造成了口腔及眼睛的乾燥。之後也有可能造成全身器官的破壞，比如侵犯到關節、心臟、腎臟、肺臟、血管等，因此在健保局的規範當中是屬於重大疾病的一種。

要診斷為乾燥症，必須符合以下情況，包括眼睛乾澀及嘴巴乾燥症狀超過三個月以上、自體抗體的血清學檢查（Anti-SSA, Anti-SSB）其中一項呈陽性反應、淚腺分泌測試（Schirmer's test）陽性、口腔小唾液腺切片檢查有發炎細胞浸潤評分大於一分、基礎唾液腺分泌量小於一．五ml／十五分鐘，或是核子醫學唾液腺掃描呈陽性反應。

病情分析

我看了她的病歷，發現免疫風濕科醫師開給她一種刺激唾液腺分泌的藥物，叫做舒樂津（Pilocarpine，商品名Salagen），還有抗風濕性藥物（也稱為DMARD），這些藥物通常要使用一到兩個月以上才會有效果。如果像寇小姐這麼嚴重的情況，醫生還會開一些類固醇或其他免疫抑制劑。眼科醫師也會用一些人工淚液來改善乾眼的症狀，如果患者的鼻子也會乾燥，也會建議用一些如凡士林藥膏或是一些無刺激性的眼藥膏來做鼻腔的塗抹。最重要的是患者一定要多喝水。

不過，類固醇的副作用，像是水腫、月亮臉、水牛背、骨質疏鬆、肌肉無力、血糖上升等，已是廣為人知的事實，所以寇小姐對於長期使用類固醇感到相當擔心。只是，以寇小姐的情況來說，免疫風濕科的藥物對於症狀還是有一定的抑制作用，單靠營養保健食品是不足的，因此我請她不要擅自停藥，而要一邊使用營養補充品來做輔助療法，再視情況慢慢降低類固醇或免疫調節劑的劑量。

在問診時，寇小姐將雙手放在我的診療桌上，我發現她的幾個手指關節中間有輕微的腫脹，原來她也同時罹患了類風濕性關節炎。不只是類風濕性關節炎，乾燥症患者身上常見的其他疾病，還有全身性紅斑性狼瘡、硬皮症等。由於寇小姐的主治醫師希望她什麼保健食品都不要吃，以免造成副作用，可是她聽說吃一些靈芝可以增進免疫力，想聽聽我的意見。

靈芝、巴西蘑菇、冬蟲夏草、牛樟芝或菇類萃取物等包含各種多醣體的營養補充品，的確有調節免疫力的功能，但是吃了之後，偶爾會造成免疫機能更混亂、症狀更嚴重的情形，所以我建議寇小姐在使用這些多醣體時，必須嚴密監控，也不可以擅自停掉西藥。我也幫她安排了營養醫學的處方，要特別強調的是，這類婦女患者常常因為皮膚乾燥，而減少曬太陽或運動的機會，但面臨更年期的她們，又很容易罹患骨質疏鬆，因此補充鈣和維生素D_3是非常重要的。

劉醫師診療室

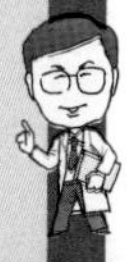

自然療法處方箋❶——營養素配方

★天然魚油（TG型式）(1.)：每天一〇〇〇毫克天然魚油，以EPA及DHA天然抗發炎的效果來改善乾眼、口腔乾燥的情形。

★琉璃苣油(2.、3.)：每天二四〇～四八〇毫克，其所含的γ-次亞麻油酸（GLA）是抗發炎、調解免疫的重要營養素。

★維生素B群(4.、5.)：每天至少六毫克B_1、六・五毫克B_2、七五毫克菸鹼醯胺（B_3）、七・五毫克B_6、九〇〇微克葉酸、九微克B_{12}等，可提供自律神經、造血及肝臟解毒反應所有輔助因子，增加能量產生及抗氧化反應之輔助因子。

- 天然蕈菇類免疫調節多醣體（6.、7.）：由有益菇蕈類如靈芝、冬蟲夏草、猴頭菇等菌絲所產生的多醣體，具有調節免疫的功能，但是劑量及使用方法需在營養醫學專業醫師調整下，才能達到較安全的效果。
- 鈣、鎂、維生素D_3（8.、9.）：每天一〇〇〇毫克鈣、一五〇毫克鎂、一五〇國際單位維生素D_3，可避免類固醇造成的骨質疏鬆，減少骨質流失，並可改善神經傳導、提升睡眠品質。
- 麩醯胺酸（10.、11.）：每天左旋麩醯胺酸三五〇〇毫克，提供腸道細胞營養、腸道上皮細胞立即分裂的能量，修復受損的腸、胃、食道黏膜細胞。
- 機能性益生菌（12.）：每天二百億至三百億隻益生菌，可調節腸道免疫系統、改善腸漏症。
- 複方抗氧化劑（13.、14.）：含有維生素A、C、E、葡萄籽、茄紅素、綠茶素、微量元素鋅、硒酵母、生物類黃酮等，可清除體內自由基、增加抗氧化力。
- 睡前使用醫療用級的口乾凝膠（Oral Balance Gel）。

（★代表一定要補充的營養素，若情況許可，補充●的其他營養素，效果更佳）

自然療法處方箋❷——生活調理配方

- 睡眠充足、不熬夜。
- 培養嗜好，多聽輕音樂，以調和心情、幫助身體放鬆，並平衡免疫系統。
- 戒菸，其他如含酒精、咖啡因、反式脂肪、精緻糖的食品飲料，以及油炸、煙燻燒烤的食物都應禁止。

- 以新鮮蔬果、五穀雜糧為主食。
- 如有慢性食物不耐，則需以食物輪替法來改善，因慢性食物過敏也可能誘發免疫失衡及自體免疫疾病。
- 避免打電腦過久，加重眼睛的負擔。

（注意事項：治療劑量及搭配種類依患者體重、體質、目前西醫治療內容而有所變化）

效果見證

我請寇小姐確實配合我的營養處方劑量服用，並且每個月回診觀察症狀的變化。經過六個月的調整，寇小姐的症狀好了六、七成，嘴乾、眼乾的情形都不見了，更令人興奮的是，她目前也不需要服用類固醇的藥物，大大減輕了對於副作用的擔憂。

有許多自體免疫疾病，像是紅斑性狼瘡、類風濕性關節炎、乾燥症、硬皮症等的患者，因為不了解這種免疫疾病的破壞性，常因為害怕藥物的副作用而擅自停藥，造成不可收拾的嚴重後果。我認為好好接受免疫風濕科醫師的治療，再配合營養輔助療法，才是長久的上上之策。

■參考文獻

1. Singh M et al. Spec Care Dentist. 2010 Nov-Dec;30(6):225-9.
2. Kast RE. Int Immunopharmacol. 2001 Nov;1(12):2197-9.
3. De Spirt S et al. Br J Nutr. 2009 Feb;101(3):440-5.
4. Rousso E et al. Presse Med. 2005 Jan 29;34(2 Pt 1):107-8.
5. Lundström IM et al. Oral Dis. 2001 May;7(3):144-9.
6. Jiang MH et al. Expert Opin Ther Targets. 2010 Dec;14(12):1367-402.
7. Mei L, Zhen-Chang W et al. Int J Biol Macromol. 2009 Oct 1;45(3):284-8.
8. Szodoray P et al. Rheumatology (Oxford). 2010 Feb;49(2):211-7.
9. Bang B et al. Scand J Rheumatol. 1999;28(3):180-3.
10. Mondello S et al. Nutrition. 2010 Jun;26(6):677-81.
11. Agostini F et al. Curr Opin Clin Nutr Metab Care. 2010 Jan;13(1):58-64.
12. Maassen CB et al. Vaccine. 2008 Apr 16;26(17):2056-7.
13. Calder PC et al. Br J Nutr. 2009 May;101 Suppl 1:S1-45.
14. Gillespie K et al. Life Sci. 2008 Oct 24;83(17-18):581-8.

3.陰道「易生菌」，女性的難言之隱

很多人不知道，高達七〇～八〇％的年輕女性曾經感染過陰道念珠菌，而且超過一半的人症狀會復發。只是，很多女性遲遲不敢找婦產科醫師，隨便買成藥來擦，導致問題一而再、再而三地發生。

■案例分享

王小姐經常覺得容易疲勞、排便不順，最讓她難以啟齒的困擾，就是外陰部經常搔癢，有一些白色乳酪狀的陰道分泌物，小便偶爾會有灼熱感，做愛做的事時也會感到疼痛。因為不好意思看婦產科醫師，只好到藥房買一些保養女性私處的用品來擦，可是這些症狀仍然斷斷續續地出現。

她懷疑是男朋友花心，傳染了什麼性病給她，半年前跑去找婦產科醫師檢查。醫師認為她是陰道念珠菌感染，開給她陰道塞劑，剛開始還有一些效果，可是漸漸地症狀又復發。後來醫師又開了口服抗黴菌藥給她吃，問題是她吃了一週後，肝功能指數居然上升，代表肝臟已受到傷害（因為抗黴菌的藥物有傷肝的副作用，以往

有使用抗黴菌藥而造成猛爆性肝炎的案例）。結果王小姐不再信任西醫，改找中醫調理，但是治療兩個月後還是沒有效。試了這麼多方法，卻沒辦法終止她的病痛，使她壓力大到經常跟男朋友吵架，真的是身心俱疲。

健康最前線

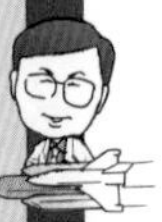

陰道為什麼會發炎？

一般來說，陰道發炎的症狀有出現分泌物及搔癢，有時連小便也會疼痛。依照發生率來說，最常見的是黴菌性陰道炎，也就是陰道念珠菌感染，另外陰道炎還可分為細菌性、陰道滴蟲、病毒性、過敏性等。遇到這種情況，一定要先找醫師診斷確定，才能根本治療。

陰道念珠菌感染是最常見、也是比較難斷根的疾病。月經來、壓力大、熬夜、睡眠缺乏、嗜吃甜食、穿了過緊不透氣的內褲、褲襪或牛仔褲、糖尿病等都是可能的原因。

如果是不適合的內褲材質或是使用陰道清潔劑過度沖洗，都有可能造成過敏性的陰道炎，細菌或是病毒感染，像是披衣菌、陰道滴蟲、皰疹病毒、淋病等造成的發炎，則可能與性行為有關。如果懷疑與性伴侶有關，一定要和性伴侶一起治療，否則會一直復發，甚至有可能造成輸卵管發炎，進而造成不孕。

■病情分析

透過朋友的介紹，王小姐來找我，看看我能否給她營養醫學上的建議。我先幫她安排一滴活血檢驗，在採血經過顯微鏡放大之後，看到了許多念珠菌，可見她不光是陰道念珠菌感染，體內也被念珠菌感染了，也就是得了「慢性念珠菌感染症」。在多年的臨床經驗中，只要從一滴活血檢驗中看到女性患者的血液有念珠菌反應，再詢問患者之後，發現她們幾乎都有陰道念珠菌感染。患者很驚訝，以為我會「算病」，其實這是我多年來以一滴活血及乾血檢查，對照臨床經驗所歸納出的個人心得。

健康最前線

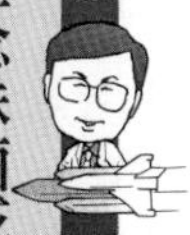

何謂慢性念珠菌感染症?

一九八四年，專長小兒科及過敏免疫醫學的美國醫學博士克魯克（Crook），在其所著的《酵母菌關連》（*The yeast connection*）一書中提出「慢性念珠菌感染症」的概念，表示原本在腸道中的念珠菌叢因為不同的因素，在全身不同的器官系統中過度增生，因而引發許多臨床症狀，包括慢性疲勞、全身倦怠、性慾降低、口腔咽喉黏膜白色念珠菌感染（發生在六個月以下的嬰兒口腔內就稱為鵝口瘡）、肛門搔癢、陰道念珠菌感染、復發性膀胱發炎、憂鬱、全身過敏、免疫力下降等。與慢性念珠菌感染有關的疾病，包括經前症候群、食物或其他化學製品過敏、內分泌失調、濕疹、乾癬、腸躁症等。造成的原因，包括愛吃甜食或纖維質攝取少、消化不良、免疫力下降、藥物（抗生素、類固醇、消炎止痛藥、化療藥物等）、腸道菌叢改變、肝臟功能下降、營養素缺乏等。在營養醫學及功能性醫學領域中，許多疾病的症狀都與慢性念珠菌感染脫不了關係。

慢性念珠菌感染的惡性循環

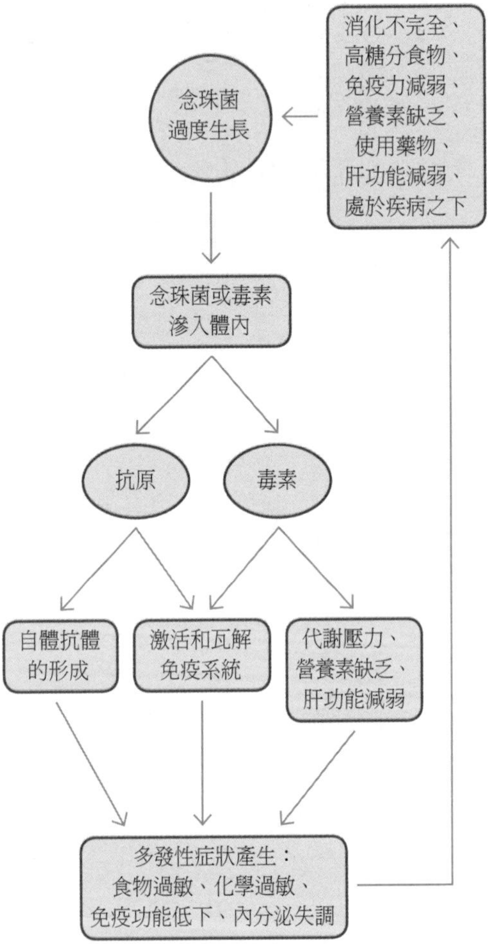

跟身材微胖的王小姐一聊之下，才知道她愛吃各式各樣的美食，甜點更是她的最愛，連喝咖啡或喝茶都要加糖。外食居多的她，也很少吃足量的蔬果，她在外商公司上班，壓力很大，平常又喜歡穿著緊身牛仔褲上班，幾乎符合了陰道念珠菌感染所有的條件。我開了一些營養處方，請她一定要照著吃。她一看到益生菌的處方，就表示益生菌沒有效，因為她常常喝優酪乳來攝取益生菌。這真的是天大的誤會！台灣廠商為了迎合消費者的口味，常在優酪乳中加了大量的糖分，喝了這種優酪乳，不但攝取不到足夠的益生菌，還會讓體內的念珠菌更多，也更容易發胖。

劉醫師診療室

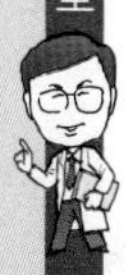

自然療法處方箋❶——營養素配方

★機能性益生菌[1.、2.]：每天三次，一次一百億隻益生菌粉，除了可調節腸道免疫系統以外，還能改善腸漏症，並減少腸道的壞菌及念珠菌。

★大蒜精[3.、4.]：五五〇毫克的大蒜精粉，每天二次，其所含的大蒜素（Allicin）具有抗菌效果，尤其可預防黴菌及胃幽門螺旋桿菌。

★維生素B群[5.、6.]：每天至少六毫克B_1、六．五毫克B_2、七五毫克菸鹼醯胺（B_3）、七．五毫克B_6、九〇〇微克葉酸、九微克B_{12}等，可提供肝臟解毒反應所有輔助因子，幫助改善慢性感染症，尤其是B群中的生物素，具有抑制酵母菌的效果。

●維生素A或β-胡蘿蔔素[7.、8.]：每天五〇〇〇~一〇〇〇〇國際單位的維生素A，可促進泌尿系統、陰道上皮、腸道黏膜完整性，降低黴菌感染造成的全身反應。不過，維生素A為脂溶性維生素，可能會有使肝臟累積毒性的問題，建議以維生素A前驅物β-胡蘿蔔素來補充較安全，當然混和維生素A及β-胡蘿蔔素的補充品也可以。

●天然魚油（TG型式）[9.]：每天一〇〇〇毫克天然魚油，以EPA及DHA天然抗發炎的效果，來降低體內因慢性感染造成的發炎狀態。

●胺基酸螯合鋅[10.]：每天四〇毫克的胺基酸螯合鋅，增加體內抗氧化酵素的活性，增加免疫力、修補黏膜皮膚缺陷、改善發炎狀態。

●維生素C[11.]：每天一五〇〇毫克維生素C，可抗氧化、降低體內自由基產生，減少因糖分造成的細胞糖化現象，減少肝細胞損傷，有助於抗感染。

（★代表一定要補充的營養素，若情況許可，補充●的其他營養素，效果更佳）

自然療法處方箋❷——生活調理配方

●禁止所有含糖的食品，包括麵包（無糖全麥或五穀麵包除外）、蛋糕、酥餅、飲料、糖果，因為糖分會讓體內念珠菌失控、急速增長。建議多吃五穀雜糧和蔬果。

●牛奶及乳製品也應禁止三個月，其中的乳酸會促使念珠菌生長，而且許多人對牛奶慢性過敏，更會產生腸漏症。

●建議做食物不耐IgG4檢測慢性食物過敏原，並盡量排除過敏原。

●不要穿不透氣的褲襪或緊身褲。清洗外陰部要徹底，但是少用陰道沖洗液，因為這些用品反而會影響陰道內的ＰＨ值，破壞菌叢的生態平衡，使念珠菌增生。

- 需注意性行為衛生，並使用保險套。
- 適時地紓壓，並保持睡眠充足。
- 不要亂服用胃藥，因為服用胃藥這種制酸劑會造成低胃酸，減少胃酸殺菌及幫助食物消化分解的作用，造成壞菌容易存活，進入小腸。

（注意事項：治療劑量及搭配種類依患者體重、體質、目前西醫治療內容而有所變化）

效果見證

兩個月後的一個下午，我在路上巧遇王小姐，她以輕鬆的表情跟我說，自從服用了營養處方之後，她原本的問題已經改善許多，如果能多推廣營養療法，讓很多有同樣困擾的女性朋友知道，那就太好了。

■參考文獻

1. Ya W et al. Am J Obstet Gynecol. 2010 Aug;203(2):120.e1-6.
2. Larsson PG et al. BMC Womens Health. 2008 Jan 15;8:3.
3. Low CF et al. J Appl Microbiol. 2008 Dec;105(6):2169-77.
4. Thamburan S et al. Phytother Res. 2006 Oct;20(10):844-50.
5. Reichman O et al. Obstet Gynecol. 2009 Feb;113(2 Pt 2):543-5.
6. Strom CM et al. Obstet Gynecol. 1998 Oct;92(4 Pt 2):644-6.
7. Neggers YH et al. J Nutr. 2007 Sep;137(9):2128-33.
8. Tohill BC et al. Am J Clin Nutr. 2007 May;85(5):1327-34.
9. Bourre JM. Biomed Pharmacother. 2007 Feb-Apr;61(2-3):105-12.
10. Spacek J et al. Mycoses. 2005 Nov;48(6):391-5.
11. Petersen EE et al. ur J Obstet Gynecol Reprod Biol. 2004 Nov 10;117(1):70-5.

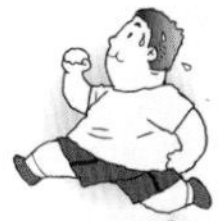

心血管保健系列

1.不能輕忽的新陳代謝症候群

大家都知道，肥胖跟不健康幾乎畫上了等號，可是大部分的人對於與肥胖密切相關的「新陳代謝症候群」，卻非常陌生。

案例分享

四十七歲的王先生，事業非常成功，幾乎每個月都飛國際線出差。由於他有個好朋友才四十九歲就因為中風而過世，使他開始擔心起自己的身體狀況。我看了他的資料，身高一七五公分，體重卻高達九十五公斤，算下來他的ＢＭＩ（身體質量指數，算法為體重（公斤）除以身高（公尺）的平方）有三十一，腰圍是一一〇公分，體脂率也高達三二％，血壓是一四五／九六 mmHg，在在顯示他已經過胖了。另外，他還有一個很不好的習慣是每天都要抽一包菸，而且已經持續了二十年。

病情分析

我幫他做了一滴活血檢測後，發現他的血液黏稠、紅血球串聯相當嚴重，充滿許多肝壓力線，代表他可能有肝臟發炎、肝臟解毒力下降、脂肪肝、腸道菌叢失衡、壓力過大等情況，另外血液中也出現許多大塊的動脈硬化脂質氧化的結晶，這顯示王先生應該是心血管疾病的高危險群。

王太太說她先生自從結婚之後，身體就像吹氣球一樣開始發胖，晚上睡覺會打呼，而且有時會暫時停止呼吸，實在很怕他睡到一半就斷了氣。聽起來應該是典型肥胖造成的睡眠呼吸中止症（sleep apnea）(1.)。我看了王先生去年的健康檢查報告，不管是三酸甘油脂、高密度膽固醇、空腹血糖、肝功能指數等數值都是紅字，加上有中度脂肪肝，可以確定他是很典型的新陳代謝症候群（metabolic syndrome），但王先生工作很忙碌，根本沒時間去看醫生。

健康最前線

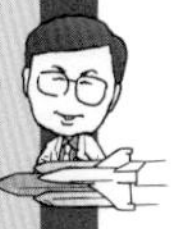

什麼是新陳代謝症候群？

新陳代謝症候群這個名稱一直到一九九八年世界衛生組織及二〇〇一年美國國家膽固醇教育計畫（NCEP ATPIII）提出，才正式定下來。主要包含四個重要的特徵：血脂異常、血糖異常（含胰島素阻抗）、血壓異常及體重過重（含中央性肥胖）(2.)。中央性肥胖是一般俗稱的鮪魚肚或是蘋果型肥胖，代表內臟脂肪過多，一般衡量的標準是看腰圍的大小。

而要判斷是否為新陳代謝症候群，則有六個重要指標，那就是胰島素阻抗、肥胖、三酸甘油脂、高密度膽固醇（HDL，好的膽固醇）、血壓以及空腹血糖，不過在每個國家，這些標準都不一樣。二〇〇四年國民健康局提出了台灣版的標準，如果符合以下項目中的三項，就算是新陳代謝症候群：

1. 男生腰圍大於（含等於）九十公分，女生腰圍大於（含等於）八十公分，或是BMI大於（含等於）二十七。
2. 三酸甘油脂大於（含等於）一五〇 mg/dl。
3. 高密度膽固醇：男性小於四〇 mg/dl，女性小於五〇 mg/dl。
4. 血壓：收縮壓大於（含等於）一三〇 mmHg，或是舒張壓大於（含等於）八十五 mmHg，或是使用降血壓藥物。
5. 空腹血糖大於（含等於）一一〇 mg/dl 或是使用降血糖藥物。

上述提到的胰島素阻抗（insulin resistance），簡單地說，就是身體組織利用胰島素的效能變差，以致胰島素上升、血糖增加。胰島素阻抗越多，對身體血管內的一種內皮細胞就會造成氧化壓力，產生自由基，進而破壞其功能，最終會造成血管的傷害以及形成動脈粥狀硬化，未來造成中風及心臟病的機會就會增加許多。由於內臟的脂肪組織比一般的皮下脂肪更具活性，容易釋放出游離脂肪酸，造成胰島素阻抗增加，我們常常建議患者量腰圍，就是希望大家能留意鮪魚肚對身體的危害。

在每年的十大死因當中，第二名、第三名就是腦中風及心臟病，加上高血壓及腎臟疾病、糖尿病所造成的總死亡率，其實是超過癌症的。尤其是中風及心臟病造成的死亡往往是突然的，對家庭來說是非常嚴重的打擊，所以千萬不要小看心血管疾病的威脅。像王先生這種過胖的體質，又加上血脂肪、血糖異常，就表示他突然中風或是心臟病發作的機會比一般人高很多。不過好消息是，許多研究顯示，經由運動、飲食及營養素調整，即使體重沒有減輕多少，未來罹患中風及心臟病的機會還是能減少許多。

劉醫師診療室

自然療法處方箋❶——營養素配方

★天然魚油（TG型式）（3.、4.）：每天一五〇〇毫克天然魚油，以EPA及DHA天然抗發炎、降三酸甘油脂的效果，來降低體內壞膽固醇，改善高血脂及高血壓。

★維生素B群（5.）：每天至少六毫克B_1、六．五毫克B_2、七五毫克菸鹼醯胺（B_3）、七．五毫克B_6、九〇〇微克葉酸、九微克B_{12}等，可提供身體代謝反應所有輔助因子。

★鉻酵母（6.）：每天鉻酵母二〇〇～四〇〇微克，可活化葡萄糖耐受因子（GTF），進而促進細胞上胰島素接收器的敏感度，促進細胞對血糖的代謝作用、協助消耗脂肪、降低血中的膽固醇及三酸甘油脂。目前市面上的有機鉻分為吡啶羧酸鉻（chromium picolinate）、氯化鉻（chromium chloride）、酵母鉻（chromium yeast）等型態，其中以酵母鉻對人體吸收和改善糖尿病患者的血糖值效果最佳。

●紅麴萃取物：每天補充六〇〇～一二〇〇毫克紅麴萃取物，和四〇〇毫克植物固醇及活性型式維生素K_2來維持心血管的健康。

●輔酵素Q_{10}及其他綜效抗氧化劑（7.）：每天九〇毫克Q_{10}，可增加肝、心、腦等細胞能量發電廠「粒腺體」的能量來源，促進脂肪分解。

●減重代餐（8.）：每天一餐以減重代餐（約一五〇大卡）取代，每天可減少五〇〇大卡，每月可減輕一．五～二公斤。

●白藜蘆醇植化素：每天一五公克，其內的葉綠素、纖維素、抗氧化酵素SOD等，可協助平衡身體酸鹼值、降低腸漏症、減輕肝臟負擔，以及促進自由基的清除。

●胺基酸蛋白質粉(9.)：每天一五～三〇公克含牛乳清蛋白之胺基酸粉，可在減重時協助維持肌肉系統。

●鰹魚素萃取物(10.)：每天一五〇〇～三〇〇〇毫克，其所含的胜肽可以抑制引起高血壓的血管張力素轉換酶（angiotensin converting enzyme，ACE），也有降低尿酸的作用，對高血壓合併高尿酸血症的患者而言，是很好的營養補充品。

●大蒜精(11.)：每天四〇〇～六〇〇毫克大蒜素，可降血壓、抑制血小板積聚、增加一氧化氮濃度，進而預防動脈硬化。

（★代表一定要補充的營養素，若情況許可，補充●的其他營養素，效果更佳）

自然療法處方箋❷——生活調理配方

●戒菸：吸菸會造成血管內皮細胞受損，產生自由基，增加心臟病及中風機率。

●每天都要運動，從每天快走三十分鐘開始，也可以做其他運動，如游泳、慢跑、爬山、騎自行車、打球，記得持之以恆。

●多吃五穀雜糧，肉類以去皮雞胸肉、深海魚肉為主。酒、甜食、飲料、油炸物應盡量避免，每天喝些綠茶，水果如果太甜就不要吃，因為吃了太甜的水果或果汁，會瞬間增加血糖，也容易增加三酸甘油脂。

●不熬夜，盡量晚上十一點前睡覺，以利生長激素分泌，幫助減重。

（注意事項：治療劑量及搭配種類依患者體重、體質、目前西醫治療內容而有所變化）

效果見證

過了三個月，我看到王先生時嚇了一跳，因為他的身材瘦了一大圈。他表示自己毅然決然戒了菸，加上營養素的調整以及運動，體重已從九十五公斤減到八十四公斤，ＢＭＩ也從原來的三十一降至二十七．四，腰圍也減了十二公分。王太太也說，他晚上睡眠呼吸中斷及打呼的次數也少了許多，之前出現的紅字，包括血脂肪、血糖、肝功能、血壓等數值再次檢驗後，都恢復正常了。

在台灣，因為飲食的高熱量及精緻化，加上不愛運動，使得罹患新陳代謝症候群的比例一直上升，更糟糕的是發生的年齡層也不斷下降，甚至還有許多小朋友併發脂肪肝，其實只要靠營養醫學的調整，這種疾病就能不藥而癒。

■參考文獻

1. Mugnai G.G Ital Cardiol (Rome). 2010 Jun;11(6):453-9.
2. Gallagher EJ et al. Mt Sinai J Med. 2010 Sep;77(5):511-23.
3. Oh da Y et al. Cell. 2010 Sep 3;142(5):687-98.
4. Baik I et al. J Am Diet Assoc. 2010 Jul;110(7):1018-26.
5. Kaya C et al. Reprod Biomed Online. 2009 Nov;19(5):721-6.
6. Hummel M et al. Horm Metab Res. 2007 Oct;39(10):743-51.
7. Kunitomo M et al. J Pharmacol Sci. 2008 Jun;107(2):128-37.
8. Lee K et al. Int J Clin Pract. 2009 Feb;63(2):195-201.
9. Ronis MJ et al. J Nutr. 2009 Aug;139(8):1431-8.
10. Honda M et al. Biomed Res. 2009 Apr;30(2):129-35.
11. Gorinstein S et al. Mol Nutr Food Res. 2007 Nov;51(11):1365-81.

2. 別讓沉默的高血壓害了你

很多人以為只有年紀大才會得高血壓，其實並不然，現代人錯誤的生活習慣，才是造成高血壓最主要的原因！

■案例分享

五十歲的黃先生因為頭暈來就診，量過血壓後發現他的收縮壓高達一六〇mmHg，舒張壓高達九五mmHg（正常狀況是收縮壓一二〇mmHg，舒張壓八〇mmHg），很明顯已經是高血壓了。

經常頭暈的黃先生身高一六九公分，體重卻高達八十五公斤，ＢＭＩ值已經遠遠超出正常值的十八．五～二十四，到達二十九．八，因此從這些數字上我們就能初步判斷：過度肥胖正是促成他高血壓的因素之一，而一天抽一包菸這個已經持續二十年的不良習慣，正是另一個主要的因素。

健康最前線

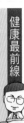

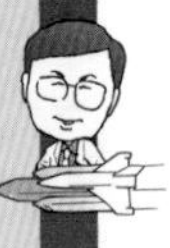

如何正確量血壓？

通常要確定是否為高血壓，不能只量一次就夠了，最好經過多次測量，得出血壓的平均值；而且測量前應休息五分鐘，測量前三十分鐘也不可以抽菸、喝酒或是喝含咖啡因的飲料。

病情分析

高血壓有兩種，一是原發性高血壓，另一種是續發性高血壓。原發性高血壓（又叫本態性高血壓），占了高血壓患者的九〇％，一般認為和先天的遺傳有關，但其實後天習慣也有很大的影響，譬如肥胖、吸菸、鈉的攝取量過高、運動不足、酗酒、壓力過大或睡眠不夠等。至於續發性高血壓，很可能是身體其他疾病所造成，包括腎臟疾病、腎上腺疾病、甲狀腺疾病等，不過現在有越來越多患者是因為睡眠呼吸中止症而併發高血壓。

高血壓之所以稱為「沈默的殺手」，就是因為早期通常沒有徵兆，但若長時間不處理，往往會造成心律不整、動脈硬化、腎功能衰退、心臟病、腎臟病、糖尿病、性功能衰退等問題，嚴重者甚至會併發腦溢血或是心肌梗塞而猝死。

當黃先生得知自己的暈眩是高血壓所引起後，他表示自己並不想吃藥，擔心會有副作用。的確，降血壓的藥物中，像是利尿劑有可能造成低血鉀症或血糖偏高，血管張力素轉換酶抑制劑（ACEI）是一種可抑制造成血壓上升的血管張力酵素的藥物，可能會引起患者咳嗽或是影響腎功能。但是從一般醫師的觀點看來，高血壓患者若不長期服藥，可能會導致高血壓控制不良，引發更多疾病。

健康最前線

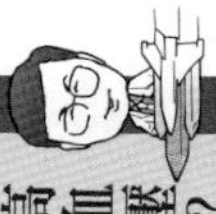

怎樣才算高血壓？

基本上，只要收縮壓超過一二〇 mmHg，舒張壓超過八〇 mmHg，就算是高血壓。以下是高血壓不同的分期，數值越高代表情況越嚴重。

- 高血壓前期：收縮壓為一二〇～一三九 mmHg，或舒張壓為八〇～八九 mmHg。
- 第一期高血壓：收縮壓為一四〇～一五九 mmHg，或舒張壓為九〇～九九 mmHg。
- 第二期高血壓：收縮壓為一六〇～一七九 mmHg，或舒張壓為一〇〇～一〇九 mmHg。
- 第三期高血壓：收縮壓大於（含等於）一八〇 mmHg，或舒張壓大於（含等於）一一〇 mmHg。

像黃先生這樣因為頭暈而發現自己有高血壓，算是運氣不錯了，還有很多人是在突然發生嚴重併發症後，才知道有高血壓。為了讓黃先生更了解高血壓的嚴重性，我向他解釋：血壓控制最重要的目標就是降低心血管疾病及腎臟疾病的發生率，而不是光改善頭暈就好。一般來說，血壓最好要降到一四〇／九〇 mmHg 以下，如果是有糖尿病又有慢性腎臟病的患者，血壓更要降到一三〇／八〇 mmHg 以下才安全。一般醫師會視病人的情況使用單一或多種不同的組合藥物來控制高血壓，但是經由生活和飲食的調整或是一些營養素，也可以達到控制血壓的目標。

我也建議他同時到心臟科醫師門診追蹤，因為有些患者會合併心臟疾病，例如左心室擴大、心肌纖維化、心臟衰竭、冠狀動脈不全症等，最好能在一發現有高血壓時，就找心臟科醫師做心電圖或心臟超音波檢查比較保險。黃先生聽完了我的說明，雖然還是不願意長期吃藥，但願意努力從生活型態及服用營養醫學補充品來改善。

劉醫師診療室

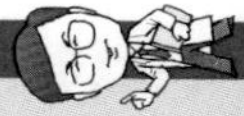

自然療法處方箋❶——營養素配方

★天然魚油（TG型式）(1.)：每天一五〇〇毫克天然魚油，以EPA及DHA天然抗發炎、降三酸甘油脂的效果，來降低體內的壞膽固醇，也可降低收縮壓及舒張壓平均七～一〇mmHg。

★鈣鎂錠(2.)：每天一〇〇〇毫克鈣、一五〇毫克鎂，可調節並舒緩血管平滑肌，幫助降血壓。

★維生素B群(3.)：每天至少六毫克B_1、六．五毫克B_2、七五毫克菸鹼醯胺（B_3）、七．五毫克B_6、九〇〇微克葉酸、九微克B_{12}等，可調節神經系統，降低心血管疾病風險。

●鰹魚素萃取物(4.、5.)：每天一五〇〇～三〇〇〇毫克，其所含的胜肽可以抑制引起高血壓的血管張力素轉換酶，根據研究，鰹魚素萃取物可平均降低收縮壓一〇mmHg及舒張壓七mmHg，還具有降低尿酸的作用，對高血壓合併高尿酸血症的患者而言，是很好的營養補充品。

●大蒜精(6.)：每天六〇〇〇微克以上的大蒜素，可以降血壓、抑制血小板積聚、增加一氧化氮濃度，進而預防動脈硬化。

●輔酵素Q_{10}(7.)：每天九〇毫克輔酵素Q_{10}，可增加肝、心、腦等細胞能量發電廠「粒腺體」的能量來源，促進脂肪分解、降低血壓。

●硒酵母(8.)：每天二〇〇微克硒酵母，可促進血管擴張之前列腺素合成，降低血壓、預防動脈硬化。

●天然維生素E(9.)：每天四〇〇國際單位天然維生素E，可預防脂肪氧化、降低動脈硬化、降低血壓。

（★代表一定要補充的營養素，若情況許可，補充●的其他營養素，效果更佳）

自然療法處方箋❷——生活調理配方

- ●勤量血壓，並做記錄。
- ●減少鈉鹽的攝取：每天鈉的總攝取量盡量不要超過二．三公克，也就是食鹽六公克。
- ●選擇「得舒飲食」（Dietary Approaches to Stop Hypertension, DASH）：其重點是高鉀、高鎂、高鈣、高纖維、高不飽和脂肪酸、低飽和脂肪酸，強調充分的蔬菜水果，還有低脂的乳製品和堅果類，每天食物中鉀鹽的攝取量約為四．七公克，還要多吃全穀類、深海魚肉等。
- ●戒菸：吸菸會造成血管內皮細胞受損，造成動脈硬化，使血壓上升。
- ●控制體重：盡量將ＢＭＩ控制在一八．五～二四，男性腰圍小於九十公分，女性腰圍小於八十公分。
- ●適量的運動：每天至少三十分鐘，從每天快走三十分鐘開始，其他如游泳、慢跑、爬山、騎自行車、球類運動等也可以，並且要持之以恆。
- ●盡量不飲酒：如有喝酒，男性每天以二份酒精的當量（一份酒精當量相當於十五公克酒精）為限，而女性以每天一份的當量為限。一份的酒精當量等於三〇c.c.高粱酒＝九〇c.c.紹興酒＝一〇〇c.c.紅葡萄酒＝二六〇c.c.啤酒。
- ●避免過分緊張，並養成良好的睡眠習慣。

（注意事項：治療劑量及搭配種類依患者體重、體質、目前西醫治療內容而有所變化）

效果見證

在太太的監督下，黃先生很努力地遵循我給的營養處方、飲食和生活建議，一週後，他的收縮壓順利地降到了一二〇 mmHg，舒張壓降低到八十五 mmHg，已經接近正常的標準。更令人振奮的是，他一個月減了三公斤，也下定決心要戒菸了。雖然他能如此成功控制血壓的前提是因為不想吃藥，但這也讓我們發現，採取營養處方和生活習慣的調整，不但同樣可以達到控制血壓的目標，也是更為釜底抽薪的方法。

參考文獻

1. Cicero AF et al. Clin Exp Hypertens. 2010 Jan;32(2):137-44.
2. Olatunji LA et al. Vascul Pharmacol. 2010 Jan-Feb;52(1-2):95-100.
3. Wang C, et al. Asia Pac J Clin Nutr. 2009;18(1):121-30.
4. Honda M et al. Biomed Res. 2010;31(4):251-8.
5. Kouno K et al. Biosci Biotechnol Biochem. 2005 May;69(5):911-5.
6. Castro C et al. Mol Nutr Food Res. 2010 Jun;54(6):781-7.
7. Ho MJ et al. Cochrane Database Syst Rev. 2009 Oct 7;(4):CD007435.
8. Lymbury RS et al. Mol Nutr Food Res. 2010 Oct;54(10):1436-44.
9. Rodrigo R et al. Clin Sci (Lond). 2008 May;114(10):625-34.

3.減肥不當，當心賠掉健康

減肥可說是目前最熱門的話題，不管是書籍、網路、購物頻道，都可以找到各式各樣的減肥方法。然而，越減越肥或是減到身體出狀況的事時有所聞，到底要怎麼減肥，才不會復胖或是賠上寶貴的健康呢？

案例分享

三十六歲的張小姐來看診時，單刀直入地說她最大的目的就是——減肥。從事業務工作的她，原本外型非常亮麗，業績也很好，每年的年終總是拿到讓同事欽羨的高額獎金。可是，自從五年前生了孩子，工作又忙碌，沒時間注意飲食和運動，體重就逐漸上升，很多牛仔褲再也穿不下了。她目前身高一六二公分，體重卻高達七十五公斤，腰圍九十一公分，體脂率更高達四八％（以她的年紀，正常值應為二〇～二七％），可見除了體重過重以外，她的體脂肪也太高了。為了減肥，她找過名醫，也服用諾美婷之類的減肥藥，剛開始效果都很好，但是後來卻一直復胖。

健康最前線

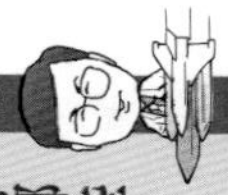

減肥藥有哪些？

美國食品藥物管制局〈FDA〉將減肥藥分為以下幾種：

1. 可用於減肥：包括 Diethylpropion、Mazindol、Phentermine、Benlphetamine、Chlorphentermine、Clortermine、Phendimetrazine 等。
2. 不允許用於減肥：可是仍有人冒險使用，最有名的是 Amphetamine（安非他命）、Phenmetrazine。
3. 不列入分級：並無明確規範，原則上不是減肥藥物，但還是有人在用。如 PPA（台灣禁止使用於減肥）、Fluoxetine（百憂解）。

目前台灣衛生署核准的減肥藥有以下幾種：

1. 羅氏纖（學名是 Orlistat，商品名是 Xenical）：主要是協助排除食物中的脂肪。缺點是會造成油便，時常會弄髒內褲，令人感到不舒服（1.）。
2. 康孅伴（Alli）：是衛生署核准的第一個非處方減肥藥，需年滿十八歲、BMI二十五以上才能購買，成分和羅氏纖相同。

值得注意的是，原本合法的諾美婷（學名是 Sibutramine，商品名是 Reductil），可幫助增加基礎代謝率以及降低食慾，但對於少數人卻會造成心跳較快或是便祕的副作用，國外也有服用之後出現心臟病、中風或流產的案例，因此已經下架，台灣從二〇一〇年十月起也已經下架，不可再使用（2.）。

病情分析

正因為一般人對減肥藥的認識有限，所以很多減肥的人根本不知道自己吃的減肥藥是非法的，更可怕的是，某些不肖的醫師和密醫還會將一些並非用來減肥的藥物，例如降血糖藥、甲狀腺素、支氣管擴張藥、利尿劑、瀉劑、毛地黃等，開給需要減肥的病人吃。

為什麼呢？因為這些針對特定疾病使用的藥物，會產生不同的藥理機轉讓體重減輕，像是甲狀腺素會增加基礎代謝率而暫時達到減肥目的，可是也可能造成心悸、手抖、水腫；利尿劑及瀉劑會暫時造成水分流失，產生體重快速減輕的假象，卻也可能造成電解質不平衡，傷到身體。而我在臨床上也看過許多因為服用非法減肥藥，造成頭暈、記憶力下降、跌倒、注意力不集中的個案。這些藥物帶來的副作用中，最嚴重的是引發心臟病或高血壓致死，所以減肥不當真的會出人命！

健康最前線

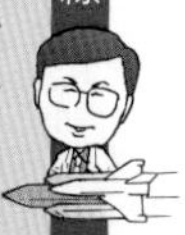

減肥者不可不知的數字

想減肥的人，不只要關心標準體重，還要隨時掌握自己的身體質量指數、體脂率及腰圍。

●標準體重：

男性是（身高減八十）乘以〇．七公斤（正負一〇％）

女性是（身高減七十）乘以〇．六公斤（正負一〇％）

●身體質量指數（ＢＭＩ）：

ＢＭＩ（kg／m^2）＝體重／^{2}（身高），體重以公斤來算，身高以公尺來算。

依照二〇一一年行政院衛生署修訂的標準，ＢＭＩ小於十八．五為體重過輕，十八．五～二十四之間為正常，二十四～二十七之間為體重過重，若大於二十七則屬肥胖。

●體脂率（必須以體脂儀來測量）：

男性小於三十歲，應為一四～二〇％；大於三十歲，應為一七～二三％。

女性小於三十歲，應為一七～二四％；大於三十歲，應為二〇～二七％。

●腰圍：

男性不超過九十公分，女性不超過八十公分。

從以上標準來看張小姐的例子，她身高一六二公分，算下來標準體重是五十

五．二公斤，所以未來她的體重只要減到五十至六十公斤的範圍內就好了。再看體脂率，一般女性的體脂率在三十歲以上應該是二七%以下，而張小姐卻高達四八%，這就是反覆不當減肥所造成的「溜溜球效應」，也就是經常以激烈手段如藥物、禁食等來減肥，可是每次減掉的大多是肌肉組織，該減的脂肪組織反而沒減多少，這樣反覆減肥、復胖的結果，造成體脂肪越來越多，體脂率也節節升高。另外，從張小姐的驗血報告看來，她的三酸甘油脂是二五〇 mg／dl（正常值是小於一五〇 mg／dl），腹部超音波發現已有輕度脂肪肝，代表她已經有罹患心血管疾病的風險了。

事實上，想要減肥，就一定要對熱量單位——卡路里有基本的認識。東方男性一天大約需要二三〇〇～二五〇〇大卡的熱量，而女性則大約需要二〇〇〇～二三〇〇大卡的熱量；三餐平均個別的熱量為七〇〇～九〇〇大卡。根據研究，人體要減掉一公斤脂肪，必須消耗七七〇〇大卡熱量；而要減掉一公斤蛋白質組織或醣類，只需消耗三七〇〇大卡熱量；如果要減掉一公斤的水分，所需消耗的熱量則接近零。意思就是：減掉水分比減掉蛋白質組織容易，而減掉蛋白質組織又比減掉脂肪容易，因此想要真正甩掉多餘的脂肪，並沒有想像中的簡單。我建議想瘦身的人應該以一天減少熱量五〇〇～九〇〇大卡為準，避免產生溜溜球效應或是其他副作用。經評估後，我建議張小姐以「代餐」，配合營養輔助療法以及積極運動來減肥。

劉醫師診療室

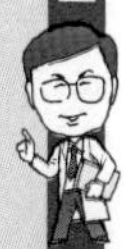

自然療法處方箋❶——營養素配方

★減重代餐[3.、4.]：每天的午餐或晚餐以減重代餐（約一五〇大卡）取代，每天可減少五〇〇大卡，每月可減輕一・五~二公斤。

★鈣、鎂、維生素D_3錠[5.]：減肥時營養攝取可能會不均衡，如果又不愛運動、不愛曬太陽，容易發生骨質流失，造成日後骨質密度減少。每天一〇〇〇毫克鈣、一五〇毫克鎂、二〇〇國際單位維生素D_3，可增加骨質密度、降低骨質流失。

★維生素B群[6.]：每天至少六毫克B_1、六・五毫克B_2、七五毫克菸鹼醯胺（B_3）、七・五毫克B_6、九〇〇微克葉酸、九微克B_{12}等，可提供減肥過程中身體代謝的輔助因子。

●天然魚油（TG型式）[7.、8.]：減肥過程中，補充好油相當重要，每天一〇〇〇毫克天然魚油，以EPA及DHA天然抗發炎、降三酸甘油脂的效果，來降低體內壞膽固醇，改善高血脂及高血壓。

●輔酵素Q_{10}[9.、10.]：每天九〇毫克的輔酵素Q_{10}，增加肝、心、腦等細胞能量發電廠「粒腺體」的能量來源，促進脂肪分解，以降低血壓。

●植物纖維[11.]：每天額外補充七~一四公克低鈉纖維，增加飽足感，促進血糖及血脂的調節，給予腸道優菌能量，促進排便，也要記得一天至少喝二〇〇〇～二五〇〇c.c.的白開水。

●胺基酸蛋白質粉[12]：含牛乳清蛋白（whey protein）的胺基酸粉每天一五至三〇公克，在減肥時能提供肌肉組織及免疫系統的營養。

●卵磷脂粉[13]：每天早晚各五公克，內含膽鹼，可促進磷脂類及乙醯膽鹼合成，對於形成健康的肝臟細胞膜、傳遞神經訊息、肝臟代謝脂肪等生理功能有益。

（★代表一定要補充的營養素，若情況許可，補充●的其他營養素，效果更佳）

自然療法處方箋❷——生活調理配方

●飲食：

◎以下食物應盡量避免：

各類果汁、精緻或低纖維麵粉所製作之麵包、果醬、果凍及糖漿和砂糖、甜點及糖果、玉米（包含爆米花）、洋芋片、酒精及蘇打飲料。

◎以下的低升糖指數蔬菜可多吃，而且份量沒有限制：

蘆筍、朝鮮薊、竹筍、豆芽、青椒、甜椒、綠花椰菜、球花甘藍、芽甘藍、白花椰菜、芹菜、洋蔥、韭菜、大蒜、細香蔥、醃小黃瓜、蒔蘿、高麗菜、茄子、綠色豆類、洋菇、秋葵、蘿蔔、荷蘭豆、海藻、海帶、番茄、白菜、瑞士甜菜、菠菜、蘿蔓等。

◎以下的水果，一天最多只能攝取一份（例如「中型蘋果一個」即為一份，而一標準杯約二四〇ml）：

中型蘋果一個、葡萄十五顆（約一二五公克）、中型梨子一個、小的李子二顆、小橘子二顆、葡葡柚一顆、小哈密瓜四分之一個（約二四〇公克）、大柳橙一個、藍莓或黑莓（約一〇〇公克）、小桃子二顆、一又二分之一杯草莓（約一六〇公克）。

- 每天運動：這點非常重要。可配合運動處方（請參考本頁「運動處方」的說明），選擇不同樂趣的運動來做，找同伴或家人一起參與，比較不容易中斷。如果毅力夠，也可以平時一天走一萬步，再以週六騎腳踏車、週日爬山來達到消耗熱量的目的。即使看電視也不要坐著，站起來多活動，也可以燃燒熱量。
- 每天量體重：這點也很重要。把數字做成表格紀錄下來，甚至用曲線圖來表示。看見數字的變化，就能增加你的信心及持續力。
- 早睡：可以增加生長激素分泌，幫助減肥。睡眠至少要七．五小時才算充足。睡眠不足會增加胃餓素（ghrelin）的分泌，容易產生飢餓，不利於減肥。

（注意事項：治療劑量及搭配種類依患者體重、體質、目前西醫治療內容而有所變化）

健康最前線

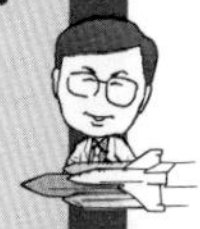

運動處方

運動處方指的是醫師針對不同對象而設計的運動組合，涵蓋了運動的強度、時間、頻率和類型。好的運動處方，可以促進健康，也能兼顧安全性。

運動處方的分類中最常見的就是「有氧運動」，這是一種長時間持續的運動，需要大量呼吸氧氣，如慢跑、腳踏車、游泳、韻律體操、爬山等，對於血液循環、新陳代謝有很好的作用。而「無氧運動」是指活動的時間較短、沒有持續性、瞬間的氧氣需求較少，像是舉重、跳高、跳遠、棒球、籃球、跆拳、武術等。

不過，同一種運動可能會分成有氧和無氧兩種類型，像是跑步，長時間慢跑算是有氧運動，而衝刺短跑則算是無氧運動。

剛開始運動，最好從強度較輕的開始，身體比較可以適應，等到體能狀況提升，再慢慢加入較具變化的運動。我建議以「雞尾酒式運動法」來達到持續運動的效果，也就是在每週的不同時間從事不同性質的運動，如此不但可以持之以恆，還可以賦予運動不同的樂趣。但是千萬不要一開始就採取無氧運動，因為身體可能無法負擔，容易造成運動傷害或併發心血管疾病。

另外，要選擇適合的運動時，要先了解「ＭＥＴ」（代謝當量，是Metabolic Equivalent的縮寫）這個專有名詞。一ＭＥＴ代表每公斤體重每分鐘消耗三．五毫升氧氣，用於表示各種活動的相對能量代謝量，很多有氧訓練儀器都會用它來顯示運動強度、估算熱量消耗。從每種運動的ＭＥＴ，乘以體重公斤數，再乘以運動時間（小時），就可以得知運動消耗的大約熱量數（單位是大卡）。

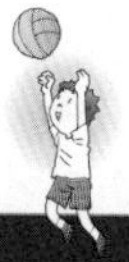

休閒體能活動之代謝當量表（kcal／hrs／kg）

輕度活動	MET	中度活動	MET
站立	1	機器組裝	3.4
自己進食	1.4	水電工	3.4
打牌	1.5	淋浴	3.5
縫紉	1.6	慢速腳踏車	3.5
上下床	1.65	鋪床	3.9
穿衣服	2	掃地	4.5
洗手	2	油漆工	4.5
開車	2.8	木工	4.5
做飯	3	乒乓球	4.5
散步	3	慢速游泳	4.5
重度活動	**MET**	**激烈活動**	**MET**
下樓	5.2	快速游泳	7
羽毛球	5.5	拖地	7.7
快速腳踏車	5.7	上樓	9
有氧舞蹈	6	跑步	10.2
網球	6	跳繩	12

效果見證

六個月後，張小姐的體重成功地減了十六公斤（變成五十七公斤），體脂率也從原來的四八％降到三五％，三酸甘油脂也降為一四二 mg／dl，控制在標準以下。之後她又持續努力了半年，目前體重維持在五十一公斤。

張小姐說自己剛開始吃代餐時，好幾次差點撐不下去，但是看到自己做的體重曲線圖，發現自己的體重一直穩定地下降中，就很有成就感。過去走了許多冤枉路、幾乎覺得人生無望的她，現在終於可以穿上展露美好身材的漂亮衣服，在工作上也更有自信了。因為自己成功減肥（通常減肥後持續一年不復胖，才算是減肥成功）的親身經驗，她現在還大力地到處推薦這種持久又健康的減肥法呢！

■參考文獻

1. Pagotto U et al. G Ital Cardiol (Rome). 2008 Apr;9(4 Suppl 1):83S-93S.
2. Bray GA.Mt Sinai J Med. 2010 Sep-Oct;77(5):407-17.
3. Lee K et al. Int J Clin Pract. 2009 Feb;63(2):195-201.
4. König D et al. Ann Nutr Metab. 2008;52(1):74-8.
5. Rodríguez-Rodríguez E et al. Ann Nutr Metab. 2010 Sep 11;57(2):95-102.
6. Ortega RM et al. J Nutr Sci Vitaminol (Tokyo). 2009 Apr;55(2):149-55.
7. Ramel A et al. Eur J Clin Nutr. 2010 Sep;64(9):987-93.
8. McCombie G et al. Metabolomics. 2009 Sep;5(3):363-374.
9. Ratnam DV et al. J Nanosci Nanotechnol. 2009 Nov;9(11):6741-6.
10. Sohet FM et al. Biochem Pharmacol. 2009 Dec 1;78(11):1391-400.
11. Maki KC et al. J Am Diet Assoc. 2010 Feb;110(2):205-14.
12. Velasquez MT et al. Int J Med Sci. 2007 Feb 26;4(2):72-82.
13. Ristić Medić D et al. Nutr Metab Cardiovasc Dis. 2006 Sep;16(6):395-404.

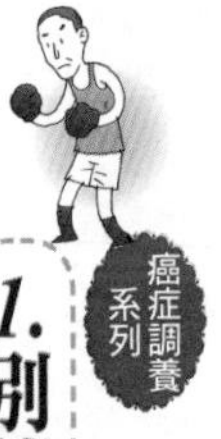

1.別讓乳癌成為一生的痛

根據衛生署二〇一〇年最新的統計資料，台灣乳癌患者每年約新增八千人，發生率已躍居女性癌症之冠，嚴重威脅到每個女性的健康。台灣乳癌防治基金會董事長張金堅教授也呼籲國人要重視乳癌的早期篩檢。

■案例分享

四十歲的張小姐是外商銀行的主管，和很多人一樣，她因為工作忙碌，經常沒辦法正常吃三餐，早餐往往是一份火腿三明治配一杯咖啡，中餐則是排骨或雞腿便當，晚上回家經常是八、九點以後，只能帶一些簡單的飯和麵回家吃，偶爾買些鹽酥雞犒賞自己。

有一天她發現自己右邊的乳房有腫塊，雖然不會痛，二個月後還是去一般外科掛號，做了切片檢查後，確定是乳癌第二期。她來找我時，已經做完乳房腫瘤切除和化療，想知道有沒有適合她的營養補充品。仔細了解她的生活後，我發現她平常吃的都是高脂肪、高熱量、低纖維的食物，加上她國小五年級初經就來了，這些很有可能就是她罹患乳癌的原因。

健康最前線

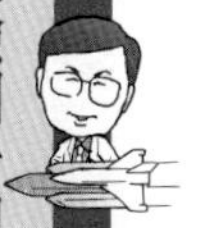

乳癌的危險因子和症狀有哪些？

根據醫界的研究，乳癌的危險因子有以下幾項：

- 初經早於十二歲、停經晚於五十五歲的婦女。
- 有遺傳體質，尤其母親或姊妹患有乳癌。
- 從未生小孩或三十歲以後才生第一胎。
- 乳房有增生病變、卵巢癌及子宮內膜癌、停經後肥胖、胸部曾大量接受過放射線照射。
- 酗酒、攝取高脂肪和高熱量食物、使用口服避孕藥及停經後補充荷爾蒙等。

乳癌除了無痛性的乳房腫塊以外，也可能有以下的症狀：乳頭凹陷、乳頭有異樣的分泌物（尤其是帶血的分泌物）、乳房外型改變、局部凹陷或凸出、乳房皮膚變得像橘皮一般或是紅腫潰爛、腋下發現腫大的淋巴腺等。建議婦女一定要常常檢視自己的乳房，一旦發現異常，就要盡快到醫院檢查。

健保局從民國九十九年開始推動四大癌症篩檢，包括乳癌、大腸直腸癌、子宮頸癌、口腔癌。在乳癌篩檢方面，補助四十五歲以上未滿七十歲的婦女，及四十歲以上未滿四十五歲，且其二等親以內血親曾患有乳癌的婦女，每兩年一次乳房攝影篩檢，只要攜帶健保卡，到有乳房攝影設備的醫療機構檢查即可。

病情分析

張小姐後來接受了腫瘤合併腋下淋巴腺切除，化療則以歐洲紫杉醇（剋癌易，Docetaxel）注射為主，每三週施打一次，六次化療大約歷時四個月左右。化療期間，她一看到自己喜歡吃的雞腿飯或是水餃，就反胃到不行，頭髮也掉光了，雙腳又水腫，幸好這些副作用在療程結束後就消失了。目前主治醫師建議她每三個月回診一次，接受血液、腫瘤標記、乳房超音波、胸部X光、骨骼掃描、腹部超音波等檢查，醫師也會在回診時了解她的體重、飲食和其他身體不適情形。

健康最前線

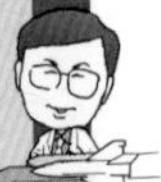

癌症的期別怎麼判斷？

確定罹患癌症之後，醫師會盡快確定癌症的期別，這對於了解癌症侵犯的範圍、嚴重程度以及未來治療的方向相當重要。目前在國際上有兩套著名的分期系統，一個是國際癌症聯盟（UICC），另一個是美國癌症聯合委員會（AJCC）的分期系統，自一九八〇年以後逐漸合而為一，成為目前世界上癌症分期治療的共同語言。

癌症分期有三個要素：

- T（tumor）：代表原發腫瘤的大小和局部侵犯的程度。
- N（lymph node, LN）：表示腫瘤局部區域，例如淋巴腺所蔓延的程度。
- M（metastasis）：是否有遠端轉移。

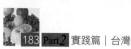

依照這種TNM的分期系統，癌症大致可分為第一期至第四期。一般而言，第一、二期為局部早期，第三期常指嚴重的局部侵潤，第四期通常已有轉移。

以乳癌來說，零期即原位癌（屬於非侵犯性癌症，轉移機會很小）；第一期指的是腫瘤在二公分以下；而第二期是腫瘤在二公分以下，但有腋下淋巴轉移，或者是腫瘤在二～五公分；第三期是腫瘤大於五公分，而且腋下淋巴結有癌轉移或胸壁皮膚及乳房下的肌肉有癌轉移；第四期則已經轉移到其他器官，如骨骼、肺、肝、腦等。

在後續追蹤的期間，張小姐的病理報告上顯示出ER和HER-2都是陽性。對乳癌患者而言，這兩個專有名詞具有非常重要的意義。ER指的是動情素受體，呈現陽性時表示這類乳癌患者的癌細胞會受到雌激素的影響，醫師往往會加入荷爾蒙抑制藥物來輔助治療；HER-2則是第二型類表皮生長因子的受體，如果呈現陽性（二五到三〇％乳癌患者會呈現陽性），代表患者的預後比較差，醫師也會使用其他藥物來積極治療。

張小姐正在服用泰莫西芬的口服藥，目前沒有任何不適，所以我也贊成她繼續使用，但建議她每年還是要到婦產科醫師門診檢查子宮內膜及卵巢的狀況（以確認是否出現副作用，請參考以下的「健康最前線」），再配合營養醫學輔助療法一起抗癌。

健康最前線

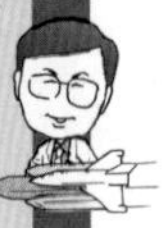

治療乳癌的藥物有哪些？

乳癌患者（不論停經與否）通常會接受五年的口服泰莫西芬（Tamoxifen）治療，透過抑制雌激素，避免乳癌細胞增生，不過可能會有臉部潮紅、陰道出血、分泌物增加、血栓性疾病及子宮內膜癌危險性提高的副作用。也因為有抗藥性的問題，因此醫界建議乳癌患者在使用泰莫西芬治療五年後，應繼續使用新一代的芳香環轉化酶抑制劑「復乳納膜衣錠」（Letrozole）治療至十年，以降低乳癌的復發率，這些藥物目前健保都有給付。一般若是HER-2陽性的狀況，醫師可能會使用標靶治療藥物，像是賀癌平（Herceptin）、癌思停（Avastin）、泰嘉錠（Lapatinib），來降低復發率。

劉醫師診療室

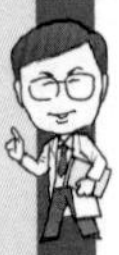

自然療法處方箋❶——營養素配方

★硒酵母（1、2）：每天二〇〇～六〇〇微克。硒（Selenium）是構成某種抗氧化酵素的重要微量元素。對於可能形成的癌細胞，硒可以抑制其生成，並促使其凋亡。一九九九年美國UCLA醫學中心指出：不管是乳癌、肺癌、小腸癌、大腸癌及肝癌，硒都能有效抑制癌細胞的生長。要注意的是，跟無機硒（亞硒酸鹽、硒酸鹽）比較起來，有機硒（硒酵母、硒甲硫胺酸）在腸道吸收率較高，且較無慢性中毒的危險性。

★維生素B群（包含B_1、B_2、B_6、B_{12}及葉酸）[3.、4.]：每天至少六毫克B_1、六．五毫克B_2、七五毫克菸鹼醯胺（B_3）、七．五毫克B_6、九〇〇微克葉酸、九微克B_{12}等，可提供癌症患者於手術、化療、放射治療後肝臟解毒反應所有輔助因子，提升身體造血、保護神經、產生能量等功能。

★天然魚油（TG型式）[5.、6.]：每天一〇〇〇～三〇〇〇毫克，以EPA及DHA天然抗發炎、抗腫瘤的效果，降低腫瘤轉移機會，促進癌細胞凋亡，並維持體重和肌肉質量。

★薑黃萃取物：每日三〇〇～六〇〇毫克，薑黃素可以調降發炎NF-KB因子活化，減少全身性發炎反應，並具有促進癌細胞凋亡之作用。

●蕈菇類萃取物[7.、8.]：由有益菇蕈類，如靈芝、冬蟲夏草、猴頭菇等菌絲組成，含有豐富的多醣體、三萜類，以及微量有機元素，如有機鍺（Organic Germanium）。多醣體具有調節免疫的功能，有機鍺則能活化自然殺手細胞和巨噬細胞，增強免疫能力和抗癌作用；另外，鍺也具有高度抗氧化作用，可以有效抵抗自由基，避免癌細胞生成。

●輔酵素Q_{10}[9.]：每天九〇～一八〇毫克，加強抗氧化作用，降低身體因化療及放療造成的氧化壓力，並且減少腫瘤血管增生，減少轉移機會。

●維生素C及E等抗氧化劑[10.、11.]：可排除自由基，抑制癌細胞增生。

●十字花科吲哚萃取物（I 3C）[12.]：每天三〇〇～四五〇毫克，可抑制癌細胞生長，對於乳癌及卵巢癌的效果尤其顯著。

（★代表一定要補充的營養素，若情況許可，補充●的其他營養素，效果更佳）

自然療法處方箋❷——生活調理配方

- ●積極配合醫師治療，不要服用來路不明的抗癌偏方。
- ●每天量體重。體重若減少五%，治療效果及預後情況都會變差，併發症也會增加。
- ●一定要請教營養師有關飲食的注意事項。肉類盡量以白肉為主，例如：去皮雞胸肉、不同深海魚肉來搭配。蔬果因含有許多不同的抗癌植物化素（phytochemical），要盡量多吃，不過化療和放療患者因為體內白血球可能過低，若採用生機飲食需注意細菌感染的風險。抽菸者必須戒菸，忌甜食、油炸食物、酒精、咖啡等。
- ●持續做一些輕度運動，像是快走、騎自行車、氣功、甩手、太極拳、土風舞或社交舞等，每天早晚各二十～三十分鐘，能降低壓力，增加白血球的活性，降低癌症復發率。
- ●多聽具有正面鼓勵性質的演講，並參與癌友會，藉由互相幫助及扶持，擺脫自怨自艾的心態。
- ●早睡、多休息，盡量降低工作負荷，從事自己有興趣的嗜好，可幫助紓壓。

（注意事項：治療劑量及搭配種類依患者體重、體質、目前西醫治療內容而有所變化）

效果見證

張小姐聽了我的建議之後，體重一直維持在四十八公斤左右，工作也做了調整，不再晚睡；飲食習慣也有很大的轉變，完全遵照我及營養師的建議；並且每天快走四十分鐘，還積極參與病友會活動，同時協助其他病友。在這樣全方位的配合之下，到目前為止都沒發現癌症復發的跡象。

一般癌症如果五年以上沒有復發的話，就算是暫時抗癌成功，不過，國外的研究發現，將近三成的乳癌患者術後十五年內會復發或死亡，其中三分之二的人在使用「泰莫西芬」五年之後也可能復發，所以患者還是不能掉以輕心。

其實只要早期治療乳癌，存活率高達八〇%以上。身為女性，若是記得每個月花短短的幾分鐘做乳房自我檢查，就有機會提早發現乳癌。若你是之前提到的高危險群，更應該降低飲食中油脂及紅肉的攝取，多運動、多吃各類蔬果，最好還能補充可降低乳癌發生率的營養素，這樣的話，就不必太擔心乳癌上身了。

參考文獻

1. Dziaman T et al. Cancer Epidemiol Biomarkers Prev. 2009 Nov;18(11):2923-8.
2. Suzana S et al. Singapore Med J. 2009 Mar;50(3):265-9.
3. Lin J et al. Cancer Res. 2010 Mar 15;70(6):2397-405.
4. Zhang SM et al. J Natl Cancer Inst. 2003 Mar 5;95(5):373-80.
5. Mandal CC et al. Biochem Biophys Res Commun. 2010 Nov 26;402(4):602-7.
6. Ghosh-Choudhury T et al. Breast Cancer Res Treat. 2009 Nov;118(1):213-28.
7. Deng G et al. J Cancer Res Clin Oncol. 2009 Sep;135(9):1215-21.
8. Jiménez-Medina E et al. BMC Cancer. 2008 Mar 24;8:78.
9. Premkumar VG et al. Vascul Pharmacol. 2008 Apr-Jun;48(4-6):191-201.
10. Lee SA et al. Nutr Cancer. 2010 Nov;62(8):1087-94.
11. Hsieh TC et al. Anticancer Res. 2010 Oct;30(10):4169-76.
12. Nguyen HH et al. Proc Natl Acad Sci U S A. 2008 Dec 16;105(50):19750-5.

2. 治療大腸癌，營養調整很重要

在台灣，大腸癌的罹患率逐年升高，目前已經躍居所有癌症的第三位，歸根究柢，這和生活不正常和飲食西化都有密不可分的關係。

■案例分享

范老伯是位大腸癌患者，做過右大腸切除手術後已經半年了，面對朋友及家人推薦的一大堆營養補充品，實在不知道怎麼吃起，希望我能以營養醫學的專業給他一些意見。

在門診時，范老伯說起了他罹患大腸癌以來的心路歷程。其實他從以前就很注意養生，每天都打太極拳，早上固定喝一杯牛奶，也很愛喝烏龍茶。不過，原本每天早上一定上大號，而且排便形狀算是漂亮的他，有一陣子突然感覺肚子脹氣，大便排不太乾淨。到腸胃科檢查的結果，糞便潛血反應呈現陽性，所以他又接受醫師的建議，做了無痛式大腸鏡檢查。結果在他右邊的大腸發現一個小腫瘤，經切片後確定就是大腸癌。

病情分析

起初范老伯認為自己活夠本了，拒絕醫師提議的開刀，但醫師認為開刀的成功機會很大，才說服他接受腹腔鏡手術，之後也證實他的確是大腸癌第一期。術後他原本只能吃些流質食物，過了一個月後，他的體力各方面幾乎都已經恢復正常，腸胃消化吸收的功能也沒有受到影響。

不過這樣還不夠，范老伯仍然必須接受定期的追蹤，大致來說，頭兩年必須要每三個月追蹤一次，第三年到第五年則半年追蹤一次，五年之後也應該每年定期追蹤一次。醫師除了確認他的體重、理學檢查結果、飲食和生活品質以外，還可能會做血液、腫瘤標記CEA、胸部X光、腹部電腦斷層、骨骼掃描、正子攝影等檢查。

范老伯可說是非常幸運的患者，因為大腸癌通常一開始症狀並不明顯，尤其范老伯的腫瘤長在右側升結腸，這個地方很不容易早期發現。病患通常是貧血、大便帶血、大便習慣改變、肚子痛，甚至已經體重下降才去看醫生，有時還會認為出血是痔瘡引起的，根本不理它，以至於錯失了治療的最佳時機。

通常第一、第二期大腸癌的治療是以開刀為主，治癒機會很大。不過，如果開刀後發現有局部淋巴結侵犯，就屬於第三期的大腸癌，在開刀後一個月左右，醫師就會建議做半年左右的輔助性化學治療。目前美國食品藥物管理局已通過兩項針對大腸癌發展出來的標靶藥物，使得大腸癌治療已進入「標靶治療」時代。不過標靶藥物的費用相當昂貴，一個月動輒要花費十多萬台幣，常會成為癌症患者的沉重負擔。

二〇〇九年美國臨床腫瘤醫學會所舉辦的「消化道癌症研討會」發表了最新的研究成果，將人體的**KRAS**基因（跟腫瘤生長和擴散有關的一種基因）分為野生型（wild-type）及突變型（mutant-type），擁有野生型**KRAS**基因的病患，對標靶治療有較好的治療反應及較高的存活率，因此目前醫師都會替診斷出大腸癌的患者做基因檢測，來確認手術前後以化療或是標靶藥物治療的可行性。

健康最前線

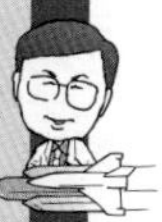

大腸癌的危險因子有哪些？

- **家族病史：**家族中若是有人（尤其是一等親）得到大腸癌，那麼得到大腸癌的機率就會比一般人高二～三倍。
- **遺傳性大腸息肉症（FAP）：**一般在十歲左右，大腸就會開始出現成千成萬的小息肉，三十～

五十歲可能就會產生癌變。而遺傳性的非息肉大腸癌，在年紀輕輕時就會發病。

- **大腸癌病史：**即使過去得過大腸癌而且治好了，其他部位的大腸仍有可能再度罹癌。
- **慢性發炎性大腸炎：**克隆氏症（Crohn's disease）或是潰瘍性大腸炎患者，罹患大腸癌的機會較高。
- **高油脂、低纖維的飲食：**喜歡吃肉，尤其是豬肉、牛肉、羊肉、帶皮雞肉，飲食內容以油炸物為主，又不愛吃蔬菜水果的飲食習慣，會使體內產生許多毒素、氧化油脂和致癌物質。
- **老化：**超過九〇％以上的患者都是五十歲以上。
- **其他：**不運動、荷爾蒙、抽菸、喝酒、做過膽囊切除手術等。

根據流行病學研究發現，每天攝取膳食纖維少於二十五公克，以及每天攝取超過七十公克脂肪的人，罹患大腸癌以及直腸癌的危險性比較高。高動物性脂肪會增加糞便中膽酸的濃度，而膽酸則會促使大腸癌發生，相反地，纖維素能和致癌物質結合，並吸附膽酸和膽固醇等有害物質，還能增加糞便量。而營養醫學的研究也發現，不管是鈣質、抗氧化劑及微量元素「硒」等，都被證實有抑制大腸癌的功效。可見要成功治癒大腸癌，除了配合手術、化學或放射治療以外，飲食的調整和營養醫學的自然療法也扮演了重要的角色。

劉醫師診療室

自然療法處方箋❶——營養素配方

★硒酵母[1、2]：每天二〇〇～六〇〇微克。硒是構成某種抗氧化酵素的重要微量元素。對於可能形成的癌細胞，硒可以抑制其生成並促使其凋亡。要注意的是，跟無機硒（亞硒酸鹽、硒酸鹽）比較起來，有機硒（硒酵母、硒甲硫胺酸）在腸道吸收率較高，且較無慢性中毒的危險性。

★天然魚油（TG型式）[3、4]：每天二〇〇〇～三〇〇〇毫克，以EPA及DHA天然抗發炎、抗腫瘤的效果，降低腫瘤轉移機會，促進癌細胞凋亡，並維持體重和肌肉質量。

★大蒜精[5]：五五〇毫克大蒜精粉每天服用二次，內含的大蒜素具有抗腫瘤的效果。

●蕈菇類萃取物[6、7、8、9]：由有益菇蕈類，如靈芝、冬蟲夏草、猴頭菇等菌絲組成，含有豐富的多醣體、三萜類，以及微量有機元素，如有機鍺。多醣體具有調節免疫的功能，有機鍺則能活化自然殺手細胞和巨噬細胞，增強免疫能力和抗癌作用；另外，鍺也具有高度抗氧化作用，可以有效抵抗自由基，避免癌細胞生成。

●維生素B群（包含B_1、B_2、B_6、B_{12}及葉酸）[10、11]：每天至少六毫克B_1、六．五毫克B_2、七五毫克菸鹼醯胺（B_3）、七．五毫克B_6、九〇〇微克葉酸、九微克B_{12}等，可提供癌症患者於手術、化療、放射治療後肝臟解毒反應所有輔助因子，提升身體造血、保護神經、產生能量等功能。

●輔酵素Q_{10}[12]：每天九〇～一八〇毫克，加強抗氧化作用，降低身體因化療及放療造成的氧化壓力，並且減少腫瘤血管增生，減少轉移機會，並減少大腸細胞癌變機率。

●維生素C及E等抗氧化劑[13、14]：可排除自由基，抑制癌細胞增生。

● 機能性益生菌（15、16）：每天二百億～三百億隻益生菌，可調節腸道免疫系統，降低壞菌及其產生的毒素，減少大腸癌變的機率。

● 鈣鎂錠（17）：每天九〇〇毫克鈣、一五〇毫克鎂、一五〇～三〇〇國際單位維生素D_3。鈣質可以結合膽酸和脂肪酸，進而減少大腸壁和這種膽酸接觸的時間，防止大腸癌。

● 薑黃萃取物：每日三〇〇～六〇〇毫克，薑黃素可以調降發炎 NF-KB 因子活化，減少全身性發炎反應，並具有促進癌細胞凋亡之作用。

（★代表一定要補充的營養素，若情況許可，補充●的其他營養素，效果更佳）

自然療法處方箋❷——生活調理配方

● 每天量體重。體重若減少五％，治療效果及預後情況都會變差，併發症也會增加。

● 積極配合醫師治療及規律追蹤，千萬不要服用來路不明的抗癌偏方。

● 務必請教營養師有關飲食的注意事項。豬牛羊等紅肉盡量不攝取，盡量以白肉為主，例如：去皮雞胸肉、不同深海魚肉來搭配，如能改成健康素食最好。蔬果因含有許多不同的抗癌植物化素，要盡量多吃，不過化療和放療患者因為體內白血球可能過低，若採用生機飲食需注意細菌感染的風險。抽菸者必須戒菸，忌甜食、油炸食物、酒精、咖啡等。

● 持續做一些輕度運動，像是快走、騎自行車、氣功、甩手、太極拳、土風舞或社交舞等，每天早晚各二十～三十分鐘。美國華盛頓大學的研究發現：規律運動可降低一六％產生大腸息肉的風險，同時可以減少三〇％產生較大型或較嚴重大腸息肉的風險。

- 多聽具有正面鼓勵性質的演講，並參與癌友會，藉由互相幫助及扶持，擺脫自怨自艾的心態。
- 早睡、多休息，盡量降低工作負荷，從事自己有興趣的嗜好，可幫助紓壓。

（注意事項：治療劑量及搭配種類依患者體重、體質、目前西醫治療內容而有所變化）

效果見證

經過一段時間的調整，范老伯回診時看起來氣色相當好，更令人意外地是，原本很喜歡吃豬肝、豬腰子和豬腸（尤其是五更腸旺）這類動物內臟的他，竟然改吃素了。部分的營養補充品，包括硒、天然魚油、鈣鎂錠、輔酵素Q_{10}，他還在持續地使用。他很感激地說，幸好有科學實證的營養療法可以遵循，讓他可以安心地維持這得來不易的健康！

參考文獻

1. Irons R et al. Cancer Prev Res (Phila). 2010 May;3(5):630-9.
2. Rudolf E et al. Anticancer Agents Med Chem. 2008 Aug;8(6):598-602.
3. Habermann N et al. Apoptosis. 2010 May;15(5):621-30.
4. Habermann N et al. Biofactors. 2009 Sep-Oct;35(5):460-7.
5. Seki T et al. Asia Pac J Clin Nutr. 2008;17 Suppl 1:249-52.
6. Ferreira IC et al. Anticancer Agents Med Chem. 2010 Jun 1;10(5):424-36.
7. Jao SW et al. Dis Colon Rectum. 1990 Feb;33(2):99-104.
8. Masuda Y et al. Cancer Immunol Immunother. 2010 Oct;59(10):1531-41.
9. Lavi I et al. Appl Microbiol Biotechnol. 2010 Feb;85(6):1977-90.
10. Larsson SC et al. JAMA. 2010 Mar 17;303(11):1077-83.
11. Schernhammer ES et al. Gut. 2010 Jun;59(6):794-9.
12. Sakano K et al. Asian Pac J Cancer Prev. 2006 Oct-Dec;7(4):599-603.
13. Park Y et al. Cancer Causes Control. 2010 Nov;21(11):1745-57.
14. Yang CS et al. Ann N Y Acad Sci. 2010 Aug;1203:29-34.
15. Kumar M et al. Int J Food Sci Nutr. 2010 Aug;61(5):473-96.
16. Ramakrishna BS. Trop Gastroenterol. 2009 Apr-Jun;30(2):76-85.
17. Carroll C et al. Clin Ther. 2010 May;32(5):789-803.

3.「紅唇族」的夢魘——口腔癌

根據衛生署的統計，口腔癌位居台灣男性癌症死亡原因的第四位，這跟許多男性抽菸、喝酒、嚼檳榔的習慣有很大的關係。這些正值壯年、擔負家庭經濟支柱的男性，一旦罹患了癌症，許多原本幸福的家庭也可能因此變了調。

■案例分享

三十五歲的張先生九年前曾經來找過我，當時是因為他的口腔出現了一些白斑。不管是白斑或是紅斑，都是口腔的一種病變，未來變成癌細胞的機率大約是三～一八％，如果盡快以雷射手術除掉，就可以降低口腔癌的機率。因此那時我很快地安排雷射手術，幫張先生切除了白斑，後來也確定那些病變是良性的。不過要特別注意的是，如果患者不改掉抽菸、酗酒、嚼食檳榔的習慣，未來還是有可能罹患口腔癌。就我所知，張先生吃檳榔已經很多年了，但那時勸他戒掉，他還是聽不進去。

去年他又來了，這次是因為右邊的舌頭破了一個洞，已經三個星期了。我一看就覺得不妙，因為外觀看起來與一般良性的口腔潰瘍不同。切片後果然證實是口腔癌，幸好還沒有轉移到身體其他部位。張先生得知自己得了口腔癌時，用顫抖的雙手托著雙頰，許久不能言語，陪他來的越南太太也跟著哭了起來。我安慰他們，因為是第一期，所以盡快動手術切除癌腫瘤，治癒率也很高。之後張先生接受了部分舌頭切除手術，連脖子的淋巴腺也一併部分切除。像這樣舌頭切除不到二分之一的狀況，在恢復後，對說話和飲食其實影響不大。不過，經過這次的慘痛教訓，張先生終於不敢再吃檳榔了，也讓他身邊的一票朋友紛紛開始戒檳榔。

健康最前線

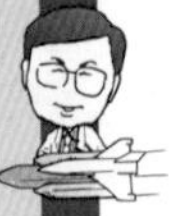

吃檳榔為何會造成口腔癌？

檳榔的成分有檳榔青、荖葉、荖藤及石灰。而檳榔青內所含的多種檳榔植物鹼(1.)及荖葉內所含的酚，都具有促進癌症的活性；荖藤所含的黃樟素也是一種致癌物(2.)。而嚼檳榔時，檳榔的粗纖維也會造成口腔黏膜反覆摩擦，使這些致癌物質更容易影響口腔黏膜細胞，造成口腔出現白斑、紅斑、纖維化甚至演變成口腔癌。一九九五年高雄醫學院一項研究報告顯示，跟不抽菸、不喝酒、不嚼檳榔的人比較起來，光抽菸得到口腔癌的機率是十八倍，光嚼檳榔得到口腔癌的機率是二十八倍，嚼檳榔並抽菸得到口腔癌的機率是八十九倍，若是嚼檳榔、抽菸、喝酒三樣都來的話，罹癌率則增加為一百二十三倍，真的相當可怕！

病情分析

有些人以為口腔癌就等於舌癌，其實並不完全正確，因為口腔可細分為上下唇、頰黏膜、口腔底、舌、硬顎、齒齦、臼齒後三角等部位，每個部位都有可能出現惡性腫瘤，如舌癌、頰黏膜癌、唇癌……等，但都可以通稱為口腔癌。在國外以唇癌最常見，在台灣則以舌癌及頰黏膜癌最常見。

造成口腔癌的原因除了吃檳榔、喝酒、抽菸以外，還有假牙裝配不當、病毒感染（人類乳突病毒）等。如果發現口腔出現潰瘍、腫瘤、疼痛，或是牙關緊閉、口臭、頸部腫塊、口腔出血等，都應該趕快到醫院檢查。

健康最前線

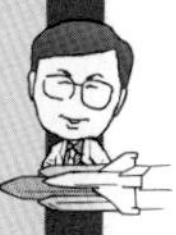

口腔癌如何分期？

國際癌症聯盟及美國癌症聯合委員會針對口腔癌的分期方式如下：

1. 第一期：病灶小於二公分，無頸部淋巴結及全身轉移。
2. 第二期：病灶大於二公分、小於四公分，無頸部淋巴結或全身轉移。
3. 第三期：病灶大於四公分或任何大小，且有單側（同側）一個小於或等於三公分的頸部淋巴結轉移。

4.第四期：腫瘤侵犯鄰近組織；或任何大小的病灶有超過三公分的頸部淋巴結轉移或有多個淋巴結轉移；或是有遠處轉移的病灶。

癌症分期不但可以提供醫師治療的準則，也可以了解預後的狀況如何。一般說來，口腔癌第一、二期的五年存活率一般高於六〇％以上，如果是第三、四期，五年存活率就低於五〇％及三〇％以下。

我的另一位病人——五十歲的范先生就不像張先生那麼幸運了。他剛開始就被診斷是第四期口腔癌，已經無法開刀，只能同時接受化療以及放射線治療（CCRT）。由於接受這兩種治療得承受各式各樣不同程度的副作用，包括口腔黏膜炎、沒有食慾、噁心、嘔吐、腹瀉、嚴重咽喉痛、白血球下降、體重減輕、感染等，所以我強力建議他一定要注意營養的補充。我推薦他一種特殊癌症腫瘤配方，這種配方的效果已得到研究的證實。海洋大學食品科學研究所吳彰哲副教授在患有肺癌的老鼠的飲食中，添加含有「魚油」及「硒」的營養補充品，結果發現老鼠的腫瘤明顯縮小，而且腫瘤的新生血管生長明顯地受到抑制。這項研究發表於二〇一〇年的營養醫學學術研討會上，而且此配方目前已進入人體試驗階段，初步的結果非常令人振奮，因為在癌症治療期間，這種配方可提供癌症患者充足的營養成分以及熱量，不僅能增強免疫力，更有輔助治療癌症的功效。

劉醫師診療室

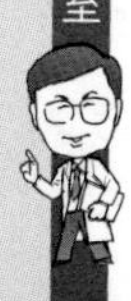

自然療法處方箋❶——營養素配方

★天然魚油（TG型式）（3、4）：每天二〇〇〇～三〇〇〇毫克，以EPA及DHA天然抗發炎、抗腫瘤的效果，降低腫瘤轉移機會，促進癌細胞凋亡，並維持體重和肌肉質量。

★硒酵母（5、6）：每天二〇〇～六〇〇微克。硒是構成某種抗氧化酵素的重要微量元素。對於可能形成的癌細胞，硒可以抑制其生成並促使其凋亡。要注意的是，跟無機硒（亞硒酸鹽、硒酸鹽）比較起來，有機硒（硒酵母、硒甲硫胺酸）在腸道吸收率較高，且較無慢性中毒的危險性。

★左旋麩醯胺酸（7、8）：每天一〇～三〇公克，可供給口腔、食道、腸道黏膜能量，修復因化療及放療所造成的口腔潰瘍及消化道黏膜損傷。

★薑黃萃取物：每日三〇〇～六〇〇毫克，薑黃素可以調降發炎NF-KB因子活化，減少全身性發炎反應，並具有促進癌細胞凋亡之作用。

●天然蕈菇類免疫調節多醣體（9、10、11）：由有益菇蕈類，如靈芝、冬蟲夏草、猴頭菇等菌絲組成，含有豐富的多醣體、三萜類，以及微量有機元素，如有機鍺。多醣體具有調節免疫的功能，有機鍺則能活化自然殺手細胞和巨噬細胞，增強免疫能力和抗癌作用；另外，鍺也具有高度抗氧化作用，可以有效抵抗自由基，避免癌細胞生成。

- 維生素A及β-胡蘿蔔素(12.、13.)：每天五〇〇〇～一〇〇〇〇國際單位維生素A及β-胡蘿蔔素。維生素A對於黏膜細胞具有抗氧化、修復受損DNA的作用，但是要注意可能會累積在肝臟產生毒性。建議以維生素A前驅物β-胡蘿蔔素補充較無此問題，安全性高，當然混和維生素A及β-胡蘿蔔素的補充品也可以。
- 生物類黃酮(14.)、維生素C及E等抗氧化劑：可排除自由基，抑制口腔癌細胞增生。
- 輔酵素Q_{10}(15.)：每天九〇～一八〇毫克，加強抗氧化作用，降低身體因化療及放療造成的氧化壓力，並且減少腫瘤血管增生，減少轉移機會。
- 維生素B群（包含B_1、B_2、B_6、B_{12}及葉酸）：每天至少六毫克B_1、六．五毫克B_2、七五毫克菸鹼醯胺（B_3）、七．五毫克B_6、九〇〇微克葉酸、九微克B_{12}等，可提供癌症患者於手術、化療、放射治療後肝臟解毒反應所有輔助因子，提升身體造血、保護神經、產生能量等功能。

（★代表一定要補充的營養素，若情況許可，補充●的其他營養素，效果更佳）

自然療法處方箋❷——生活調理配方

- 戒掉檳榔、抽菸和喝酒：如果不戒掉，未來復發率會較高。
- 一定要請教營養師有關飲食的注意事項。豬牛羊等紅肉盡量不攝取，盡量以白肉為主，例如：去皮雞胸肉、不同深海魚肉來搭配，如能改成健康素食最好。蔬果因含有許多不同的抗癌植物化素，要盡量多吃，不過化療和放療患者因為體內白血球可能過低，若採用生機飲食需注意細菌感染的風險。忌甜食、油炸食物、咖啡等。

- 每天量體重。體重若減少五％，治療效果及預後情況都會變差，併發症也會增加。
- 積極配合醫師治療及規律追蹤，第一年每個月追蹤一次，第二年每二個月追蹤一次，第三年每三個月追蹤一次，千萬不要服用來路不明的抗癌偏方。
- 早睡、多休息，盡量降低工作負荷，從事自己有興趣的嗜好，可幫助紓壓。
- 多聽具有正面鼓勵性質的演講，並參與癌友會，藉由互相幫助及扶持，擺脫自怨自艾的心態。
- 持續做一些輕度運動，像是快走、騎自行車、氣功、甩手、太極拳、土風舞或社交舞等，每天早晚各二十～三十分鐘。

（注意事項：治療劑量及搭配種類依患者體重、體質、目前西醫治療內容而有所變化）

效果見證

之前介紹過的張先生，在手術後也接受了特殊癌症腫瘤配方以及硒酵母等營養療法，所以傷口恢復地比較快，體重也維持不變，治療效果很不錯。而范先生在配合腫瘤科醫師治療和我的營養醫學輔助療法之後，原本體重七十三公斤的他，治療三個月結束後，體重只減輕了兩公斤，這真的是奇蹟！因為大多數患者經過化療和放療後，體重通常會減少五～一〇％，不但降低了生活品質，也會造成抵抗力下降及抗癌失敗。至今已經兩年了，范先生目前都沒有復發的跡象，真的很替他高興。

■參考文獻

1. Wang YC et al. Oral Oncol. 2010 Apr;46(4):255-62.
2. Lu HH et al. Autophagy. 2010 Aug 16;6(6):725-37.
3. de Luis DA et al. Eur Rev Med Pharmacol Sci. 2008 May-Jun;12(3):177-81.
4. Nakamura K et al. Nutrition. 2005 Jun;21(6):639-49.
5. Büntzel J et al. Anticancer Res. 2010 May;30(5):1829-32.
6. Khanna SS et al. Head Face Med. 2006 Oct 16;2:33.
7. Noé JE. Integr Cancer Ther. 2009 Dec;8(4):409-15.
8. Das S et al. Support Care Cancer. 2007 Dec;15(12):1399-405.
9. Chan GC et al. J Hematol Oncol. 2009 Jun 10;2:25.
10. Ferreira IC et al. Anticancer Agents Med Chem. 2010 Jun 1;10(5):424-36.
11. Ming X et al. Zhonghua Wai Ke Za Zhi. 1996 Apr;34(4):221-3.
12. Hoffman E et al. Postepy Hig Med Dosw (Online). 2010 Jun 9;64:284-90.
13. Tang XH et al. Cancer Prev Res (Phila). 2009 Dec;2(12):1100-10.
14. Prasad S et al. Planta Med. 2010 Aug;76(11):1044-63.
15. Roffe L et al. J Clin Oncol. 2004 Nov 1;22(21):4418-24.

Part 3

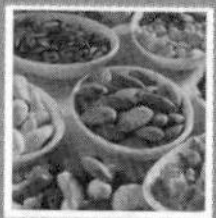

DIY篇

怎樣買對、吃對營養保健品

感冒了，吞顆維他命C；便祕拉肚子，趕快補充益生菌；太勞累，多吃B群就對了！你是不是也是常吃營養補充品的健康一族呢？根據統計，國人每年花在購買營養保健品的金額，高達六百七十億台幣！但一般人對營養品的功效、用途與使用方法卻一知半解，加上坊間不肖業者的花招太多，消費者往往花了大錢，卻不見得買到需要的產品。本章要以最專業的角度教你如何買、如何吃，成為精明的營養保健品達人！

測一測，你的營養品IQ有多高？

近年來，隨著國人健康觀念的改變，很多人都會買營養補充品來保健。根據經濟部二〇〇八年統計發現，國人每年花在購買營養保健品的金額，高達六百七十億，足足可以蓋一棟台北一〇一大樓了！只不過，雖然大家都瘋狂地吃保健食品，卻不見得越來越健康，因為許多人都是聽信廣告或傳銷人員的宣傳就買來吃，對於營養品的功效、用途與使用方法一知半解，以致常常服用後效果不佳甚至產生副作用。加上坊間不肖業者的花招太多，消費者往往花了大錢，卻不見得買到需要的產品。所以，想透過營養補充品來追求健康，一定要先認識各種營養素對人體的功用，了解自己的需要來補充，同時要當一個精明的消費者，懂得如何買、如何吃，才能真正達到保健或治病的效果。

劉醫師的Q&A時間

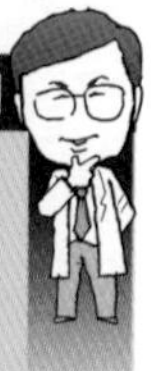

你的營養保健觀念正確嗎？

想知道自己對營養補充品的觀念正確嗎？是不是也常常一知半解地吃錯營養品、未謀其利先受其害呢？現在，就請大家一起來回答以下問題！

Q1：血液中的三酸甘油脂過高，聽說吃魚油就可以降低？

A：**對**

魚油中的Ω3多元不飽和脂肪酸在肝臟中會促進解脂酵素作用、減少合成脂肪酸酵素活性，另外改變運送油脂的脂蛋白細胞膜活性，而促進脂蛋白運送油脂代謝排出。研究顯示，補充魚油的確可以幫助降低三酸甘油脂。

Q2：聽說會溶解保麗龍的魚油才能有效清除血脂，這是真的嗎？

A：**錯**

人工合成的魚油（加工酯化型式，E.E. form），結構極性和保麗龍相似，因此會和保麗龍產生互溶現象，這點和魚油能否幫助血脂代謝一點關係都沒有！要注意的是，腸道對人工合成魚油的吸收率很低，我建議最好選擇濃度在五〇%的天然魚油，才會達到比較好的保健效果。

Q3：聽說血脂過高，吃魚肝油來保養也很有效？

A：錯

對於魚油和魚肝油，很多人都會混淆。魚油可以清除血中的三酸甘油脂，而魚肝油（fish liver oil）是從魚的肝臟中萃取，主要成分為維生素A、D，可幫助骨骼生長、預防乾眼症等。但脂溶性維生素A、D會在體內累積，增加肝、腎的額外負擔，必須注意攝取量，以免中毒。

Q4：膽固醇過高除了吃降膽固醇藥物外，還可以多補充紅麴或是納豆？

A：錯

降膽固醇藥物（史達汀類降血脂藥）除了抑制人體合成膽固醇外，也同時抑制了粒腺體合成輔酵素Q_{10}，可能造成吃這類藥品的病人有肌肉痠痛無力的問題。而紅麴、納豆萃取物的降膽固醇作用類似史達汀類藥物，所以兩者同時使用會加重其副作用。

Q5：我每餐都均衡攝取六大類食物，所以不用再額外補充營養品？

A：錯

根據行政院衛生署的「全國營養健康調查」發現，大多數人的營養攝取呈「邊界性缺乏現象」，像是維生素B_1、B_2、B_6、葉酸、鎂、鈣等都相當不足，可見平時從食物中攝取的營養素不如預期中好，加上生活壓力和疾病會加速營養素的消耗，因此只靠均衡飲食想獲得身體所需的營養，其實是不夠的。

Q6：只要正確補充鈣片，其實是不會產生腎結石的？

A：對

大部分結石的成因其實是體內缺乏鈣質所引起的。因為鈣質缺乏會增加副甲狀腺素分泌，幫助骨質中的鈣釋出，以致血液、尿液中的鈣增加。因此適度補充鈣質，可以穩定血中的鈣濃度，還可以先結合食物中的草酸，減少草酸進入血液中，減少結石發生。

Q7：骨質疏鬆可以多吃葡萄糖胺（俗稱維骨力）來改善？

A：錯

硬骨主要的成分是鈣、鎂，所以骨質疏鬆症者應該補充的營養素是鈣、鎂和維生素D等成骨元素。而葡萄糖胺是存在於關節結締組織中，可以幫助產生膠原蛋白，維持結締組織的強度、光滑度和彈性，並幫助修復、潤滑。

Q8：我本身有子宮肌瘤，聽說更年期吃大豆異黃酮會讓子宮肌瘤變大，是真的嗎？

A：錯

大豆異黃酮的化學結構與雌激素相似。研究發現，大豆異黃酮只能與血管壁、骨質的β-雌激素接受器結合，而與卵巢、乳房的α-雌激素接受器結合能力差，因此對婦科腫瘤的影響程度是很微小的。

Q9：月見草油含有荷爾蒙，聽說有乳房囊腫的人不可以補充？

A：錯

月見草油含有豐富的γ-次亞麻油酸（GLA），主要作用是在體內促進合成前列腺素E_1，能幫助降低發炎反應、預防血栓形成和調節女性荷爾蒙代謝等，有紓解經前症候群的效果。月見草油並不含有荷爾蒙成分，所以有乳房囊腫的人也可以補充。

Q10：腸道不好想補充益生菌，只要每天喝優酪乳就夠了？

A：錯

一般好的優酪乳菌數是每毫升一千萬個，而一天補充益生菌數的建議量是一百億個以上，直接換算等於要喝一千毫升，一般人根本做不到。而且有活性的菌數可能因為環境、溫度上升等變化而死亡，因此只喝優酪乳來補充益生菌是不夠的。更別提有些優酪乳還添加了人工色素、糖、香料等，吃多了反而不利健康。

Q11：我的小孩有過敏問題，怎麼治都治不好，聽說補充益生菌可以改善過敏體質，是真的嗎？

A：對

過敏體質可以補充益生菌。不同菌種作用於體內的部位和反應都不同，可補充單一種菌或是多種益生菌。如果吃了二~三個月都沒有成效，可以換另一種益生菌試試。

Q12：我媽媽有紅斑性狼瘡，聽說吃靈芝、樟芝多醣體可以改善這種疾病，是真的嗎？

A：錯

紅斑性狼瘡是一種自體免疫疾病，患者是因為免疫系統反應過度而出現攻擊自身的症狀。而多醣體是藉由刺激腸壁上的免疫細胞來調整免疫系統，由於作用主要是「活化提升」免疫能力，所以必須注意是否「過度」刺激，讓已經反應過度的自體免疫疾病惡化，並加重症狀。

以上問題你答對幾題呢？

- **答對十題以上，恭喜你，你的營養品知識很專業又豐富喔！**
- **答對七～九題，還不錯，但某些觀念的迷思可能會讓你事倍功半！**
- **答對六題以下，很可惜，你可能白白花了冤枉錢卻達不到效果喔！**

我從本書一開始就不停地提醒讀者，正確的用法、品質及用量，都是影響營養品效果的關鍵。因此，在選擇營養品前，一定要先了解營養品的真正功效。

接下來，我將介紹一些營養醫學上常用來調整身體的補充品，有些你可能耳熟能詳，但不知道其效能在哪裡；有些你可能根本沒聽過，但是在治療患者上確實有其獨到之處。

在這裡，我並沒有依照正統營養學的分類方式，而是依照營養醫學使用上的重要性及功能影響來區別，包括⑴脂肪酸、⑵機能性營養素、⑶維生素、⑷巨量礦物質及微量元素、⑸特殊抗氧化劑、⑹類荷爾蒙或荷爾蒙調控營養素、⑺其他等七大類來一一說明。

不可不知的七大類營養素

1. 脂肪酸：人體最重要的油

為何會將脂肪酸排在第一呢？因為我認為現代人的許多疾病都是油的攝取出了問題所引起的。脂肪酸一般分為飽和（如豬油、牛油、椰子油等）及不飽和脂肪酸，而不飽和脂肪酸又分為單元（如橄欖油）及多元不飽和脂肪酸。多元不飽和脂肪酸更可細分為Ω3（如魚油、亞麻仁籽油）及Ω6（如大豆油、葡萄籽油、葵花籽油、玉米油等）。一般人多半是擔心飽和脂肪攝取過多，但是研究發現，許多慢性發炎及過敏、甚至某些癌症，都與攝取過多的Ω6油有關（除了γ-次亞麻油酸以外）。所以多補充魚油等富含Ω3的油，可以平衡並改善大多數身體的不適。

除了魚油外，還有一個大家比較陌生的是月見草油或琉璃苣油，這些主要來自於草本，含有豐富的γ-次亞麻油酸，是人體無法自行製造，需額外補充的必需脂肪酸。

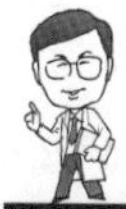

魚油

魚油主要是從魚肉的脂肪或魚眼窩中取得，屬於Ω3多元不飽和脂肪酸，其中所含的EPA（二十碳五烯酸）及DHA（二十二碳六烯酸）對人體的幫助最大。

如何買：

一般市售的魚油分為天然（TG型式）及合成（EE型式）兩種。目前市面上的魚油大多以合成為主。文獻指出，人體的腸道對EE型式魚油的吸收率為二〇％以下，而且經過胃酸作用，會衍生出甲醇及乙醇的代謝產物，吃久了反而會傷害肝臟及胰臟，不可不慎。

如何吃：

以一天熱量二〇〇〇大卡來計算，我們人體每天的Ω3多元不飽和脂肪酸應該吃到六～七克。若積極治療疾病，一顆一〇〇〇毫克的天然魚油含有五〇〇毫克EPA＋DHA，一天吃六～八顆，都在安全劑量的範圍以內。

功效：

降低血脂、血壓及預防血管栓塞、抗發炎、抗過敏、抗腫瘤。

適用範圍：

高三酸甘油脂、高血壓、異位性皮膚炎、氣喘、記憶力衰退、過敏性鼻炎、梗塞性中風、過動症、憂鬱症、老年化聽力衰退、帕金森氏症、癌症預防、腸躁症、孕婦。

禁忌：

一般人並沒有限制，但患有凝血功能不全者，不宜食用深海魚油。另外，服用阿斯匹靈、保栓通、可邁丁錠等抗凝血藥物的人則不可超過每天六公克。

健康 plus

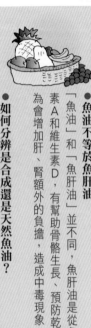

●魚油不等於魚肝油

「魚油」和「魚肝油」並不同，魚肝油是從魚的肝臟中提煉出來，主要成分為維生素A和維生素D，有幫助骨骼生長、預防乾眼症等功效，而且魚肝油不可多吃，因為會增加肝、腎額外的負擔，造成中毒現象。

●如何分辨是合成還是天然魚油？

想要分辨買來的魚油是天然還是合成的嗎？方法很簡單，因為EE（合成）型式魚油中「乙基酯」含量較高，而該種成分結構極性與保麗龍類似，因此會與保麗龍產生互溶而產生破洞腐蝕情形，讀者不妨在家裡用保麗龍試試看，就可以知道了。而天然魚油八〇％都屬於低濃度（EPA＋DHA的含量為三〇％以下）的，建議最好選擇濃度約在五〇％的天然魚油，才會達到比較好的效果。

魚油溶解保麗龍實驗一開始

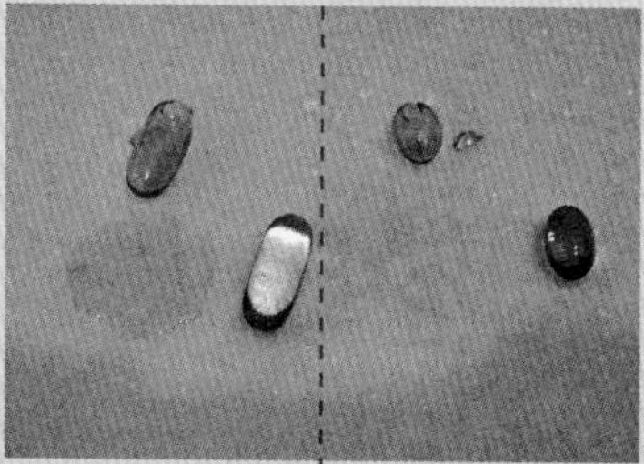

TG 型式的天然魚油滴在保麗龍上

EE 型式的合成魚油滴在保麗龍上

魚油溶解保麗龍實驗 15 分鐘後

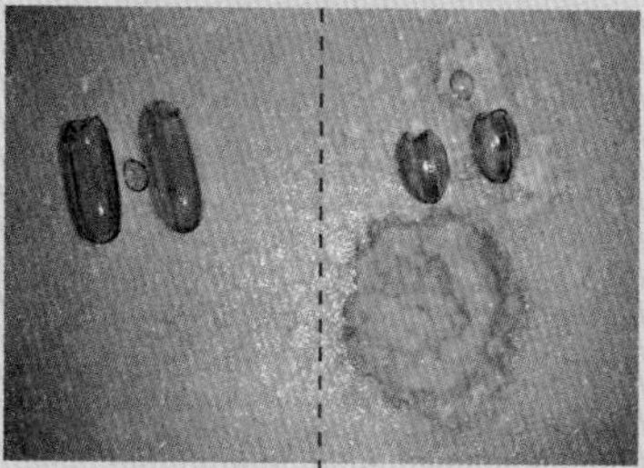

TG 型式的天然魚油不溶解保麗龍

EE 型式的合成魚油可溶解保麗龍

魚油溶解保麗龍實驗 24 小時後

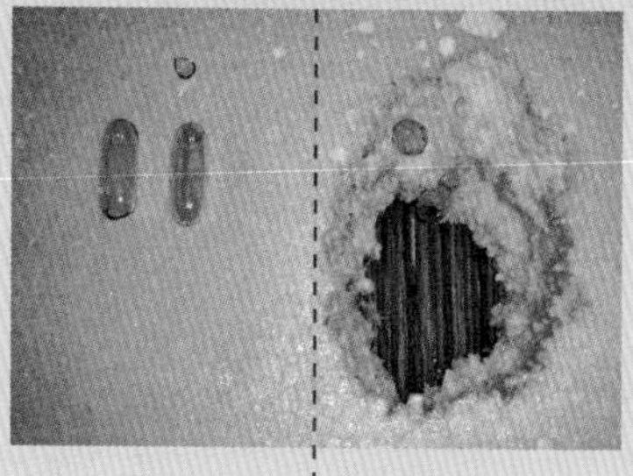

TG 型式的天然魚油不溶解保麗龍

EE 型式的合成魚油已將保麗龍溶出一個大洞

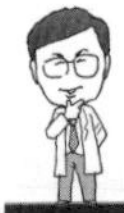

琉璃苣油

琉璃苣（Borage）原產於地中海沿岸，花為藍色，也有人稱這種藍紫色星狀花朵為「星之花」。葉子、花及種子都富含各種營養素並有藥用功效，自中古世紀時期，歐洲人就會將琉璃苣葉子研磨後塗抹在傷口上，不但有消炎功效，還能促進傷口癒合。琉璃苣油（Borage Oil）含有豐富的γ-次亞麻油酸（Gamma-Linolenic Acid, GLA）等Ω6脂肪酸，這是人體不能自行製造的必需脂肪酸。

如何買：

建議選擇高濃度、內含二四%的γ-次亞麻油酸（GLA），並且是低溫榨壓以取得其天然成分，這樣才不會破壞其中不飽和脂肪酸的結構。另外可以打開膠囊看看油質是否呈透明清澈的琥珀色，或是否有異味。

如何吃：

以其中有效成分γ-次亞麻油酸（GLA）來計算，一般保養可以一天二〇〇~二五〇毫克GLA，痛經、更年期、皮膚過敏者加強保養一天四〇〇~六〇〇毫克GLA。素食者可以用來替代魚油對於心血管、過敏等的保健效用。

功效：

γ-次亞麻油酸（GLA）可以合成前列腺素E_1（Prostaglandin E1，PGE1），幫助降低血壓、膽固醇及預防血小板的不正常聚集，並調節免疫系統的T細胞。在人體組織發炎時，能減少發炎性前列腺素E_2（PGE2）的分泌量，進而緩解各種人體因為分泌PGE2所引發的過敏、發炎以及氣管收縮等反應。

適用範圍：

過敏、濕疹、異位性皮膚炎、高血脂、動脈粥狀硬化、糖尿病、更年期、經前症候群、類風濕性關節炎、自體免疫疾病。

禁忌：

正在服用抗凝血劑的人需斟酌使用劑量。過去臨床上曾出現少數對月見草油過敏的案例，這種人也不建議使用。對於油脂消化不良者建議不要空腹服用，另外建議可以補充酵素來幫助消化吸收。

2. 機能性營養素：重建人體健康結構

為什麼叫「機能性營養素」呢？因為透過這類營養素的補充，可以調節或是回復身體特定機能，這類營養素包括益生菌、酵素、胺基酸粉、麩醯胺酸、膠原蛋白前驅物。在目前營養醫學的概念中，不論是預防還是治療現代人的常見疾病，這類營養素可說相當重要。

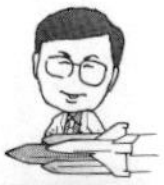

益生菌

益生菌（probiotics）包括嗜酸乳酸桿菌（Lactobacillus acidophilus，A菌）、雙叉乳酸桿菌（Bifidobacterium bifidum，B菌）、龍根菌（Bifidobacterium Longum）、保加利亞乳酸桿菌（Lactobacillus bulgaricus）、嗜熱鏈球菌（Streptococcus thermophilus）等。另外，坊間各廠商業者仍努力開發研究各種益生菌種，像是 Lactobacillus Johnsonii、Lactobacillus paracasei 等。

如何買：

選擇產品時，對於菌種比例及菌數高低必須重視，也不能有人工色素、糖、香料等添加物。可以附加果寡糖、糊精和一些維生素等，讓益菌自然增生形成。產品型式建議為整罐粉狀，這樣可避免經過分裝加壓等可能導致產品菌隻被破壞的過程。

如何吃：

想治療疾病，每天最少需攝取一百億隻益生菌。研究指出，雖然補充多種益菌可提高改善疾病的速率，但在服用時，也要考慮菌種比例及菌數高低。

功效：

透過各種機轉，降低腸道ＰＨ值、減少致病微生物入侵、調節腸道淋巴（GALT）免疫反應。

適用範圍：

一切過敏症、急性腹瀉、便祕、口臭、腸漏症、腸道激躁症、潰瘍性結腸炎、陰道念珠菌感染、預防大腸息肉及腸癌。

禁忌：

若必須使用抗生素，益生菌的補充應和抗生素隔開至少兩個小時，以免益生菌也被殺光了。

健康 plus

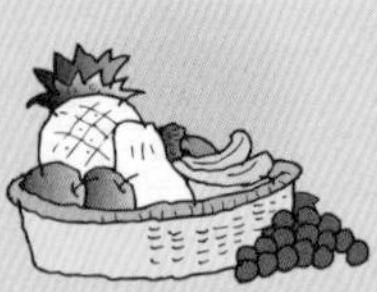

●好的益生菌有哪些條件？

好的益生菌必須耐胃酸、膽酸，而且能定殖在腸道黏膜上，才能發揮作用。盡量不要添加人工色素、糖、香料等添加物，免得減少益生菌的數量，使用的時間及溫度也會影響到益菌存活的量。我曾做過實驗，許多號稱益生菌的產品都培養不出益生菌，原因不外乎三種，一是假貨（這最缺德）；二是保存不好，益生菌死光了；三是益生菌量相當稀少。另外「益菌原」（prebiotics）則是腸道益生菌所需要的營養素，可以幫助益生菌的生長，像是果寡糖和一些維生素等，可以讓益生菌自然增生形成健康的腸道環境，進而幫助消化吸收，及減少食物過敏的機率。

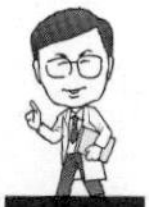

植物酵素

我們人體的腸道在進行消化機能時會需要一些酵素，然而隨著年齡增長及不良的飲食習慣，像是三餐不定時、偏食、吃太飽等，都會過度使用身體內消化酵素的儲備量，進而造成肝膽、胰臟的負擔。酵素對溫度極度敏感，而現代人以熟食為主，當食物經過加熱後，酵素就會遭到破壞，因此若想要透過日常飲食來補充酵素，就得靠生食蔬果、藻類或菇菌類的食物，而生食的前提是務必確認食物沒有遭受污染。

不良的益生菌

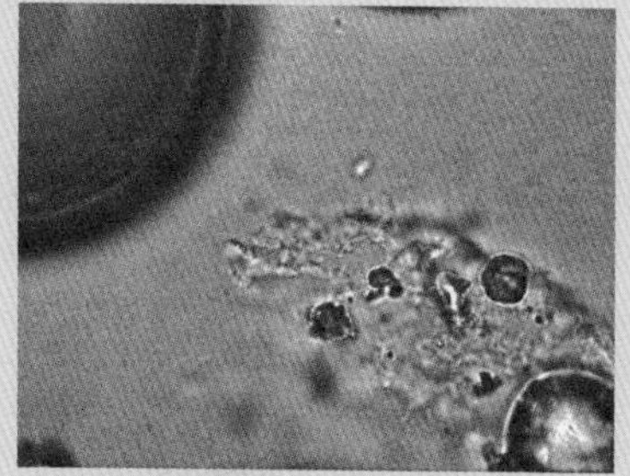

品質不良且保存不佳的益生菌，經培養 3 小時後，沒有任何菌株長出。

優良的益生菌

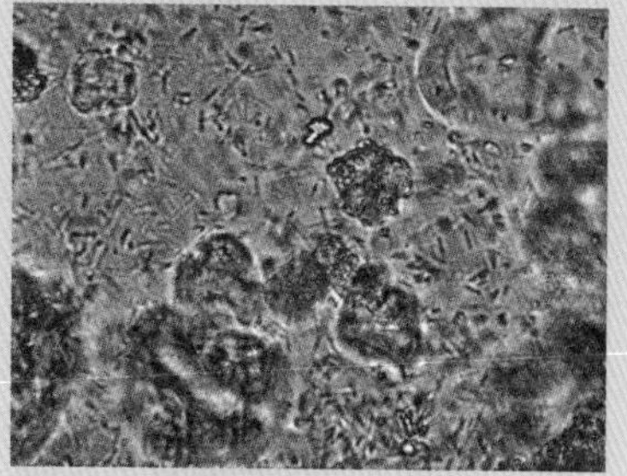

培養 3 小時後，充滿了益生菌。

如何買：
為了衛生及便利性，市面上有許多酵素產品，種類包括錠劑、膠囊、粉末、溶液等型式，其中溶液型的酵素應注意防腐劑問題。

如何吃：
酵素依來源可分為動物性以及植物性，動物性酵素效果強又快，但是也要考慮污染問題。植物性酵素較溫和，一般是以未成熟的木瓜、鳳梨等水果萃取而來，如果一餐中同時有生、熟食，或用餐前使用酵素補充品，就可以減少體內肝臟及胰臟自製酵素的負擔，又可改善消化不良及脹氣等不適。

功效：
幫助腸道消化食物及吸收營養。

適用範圍：
食慾不振、口臭、消化不良，便祕、脹氣、膽結石、胰臟炎、蛋白質過敏。

禁忌：
有嚴重胃腸潰瘍或剛接受胃腸道手術過後，以及作腸造口飲食者，建議暫停使用，以免刺激傷口發炎。

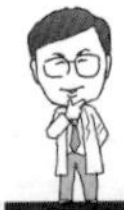

膳食纖維

膳食纖維（Dietary Fiber）主要存在於各種植物中，分為非水溶性纖維質及水溶性纖維質。

非水溶性纖維質包括纖維素（cellulose）、半纖維素（hemicelluloses）與木質素（lignin）。雖然不溶於水又不能消化分解，但能吸收水分，增加糞便體積，使得糞便較可成型又鬆軟，促進腸道內容物的通過速率，對於預防便祕和大腸癌是很重要的營養素。

水溶性纖維包含果膠（pectin）、樹膠（gums）和黏膠（mucilages），以及一些半纖維素，主要可以稀釋腸胃道食物，減緩食物消化吸收的速率，降低飯後血糖上升的幅度；另外可以結合膽酸一起排出體外，促進肝臟利用體內膽固醇合成膽酸，達到減少體內膽固醇量的效果。

如何買：

高纖維食物的口感和味道讓多數人較不易接受，所以廠商會添加大量糖、鹽、香精和糊精、油，以增加口感和香味。購買時要詳細看清楚營養成分標示，以免增加過多熱量和鈉的攝取量。每次攝取纖維量也不可過多，要是劣質粗纖維的話，還會刮傷腸壁。

如何吃：

根據美國糖尿病協會在一九八八年的建議，每天應攝取二〇~三五公克膳食纖維。而國內每天飲食指南亦建議，最好每天能吃到三份蔬菜及二份水果，若有達到飲食指南建議量，必定可以達到一天二〇公克的纖維攝取量。

功效：

可提供腸道中細菌分解吸收時的養分，並進一步產生短鏈脂肪酸。而研究發現，短鏈脂肪酸可抑制腸道癌細胞生長。除此之外，還有幫助排便、降低膽固醇的功效。

適用範圍：

高膽固醇、高血壓、便祕、腸憩室症、糖尿病、控制體重、大腸癌。

禁忌：

膳食纖維攝取過量會導致脹氣、如羊大便之硬便及影響鈣、鐵的吸收等，故一天膳食纖維攝取量勿超過三五公克，尤其是容易消化不良者應特別注意。

健康plus

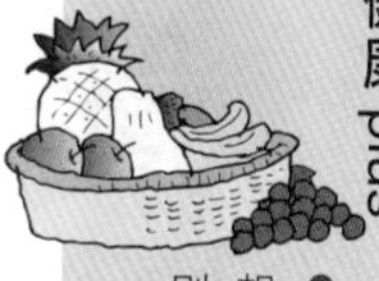

●服用膳食纖維記得多喝水

想透過補充膳食纖維來改善排便習慣的話，一定要每天喝足二〇〇〇c.c.的水，否則反而會加重便祕。

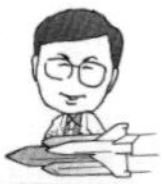

蛋白質胺基酸粉

蛋白質是人體運作很重要的營養素，主要分成動物性和植物性蛋白質。一般說來，動物性蛋白質的吸收利用率比植物性蛋白質高，但是食用過多動物性蛋白質，可能伴隨著飽和脂肪酸和膽固醇攝取過多，容易引起心血管疾病。在嬰幼兒、青少年生長發育過程中，由於身體成長快速、荷爾蒙分泌增加，需要大量的蛋白質，如果蛋白質缺乏則會影響正常的發育。

成人的蛋白質攝取不足時，抵抗力會下降，易出現疲倦、消化不良等問題；但動物性蛋白質攝取過多（如豬肉、牛肉、羊肉等），則可能出現高血脂、高血壓、糖尿病等慢性疾病。近年來，有關蛋白質的熱門研究則發現了乳清蛋白（whey protein）和大豆蛋白（soy protein）這兩種優質蛋白質的各種益處。

乳清蛋白

乳清蛋白在牛奶中只占約二〇%，富含支鏈胺基酸（BCAA）的白胺酸（leucine）、纈胺酸（valine）、異白胺酸（isoleucine）。

功效：

比起其他蛋白質，人體更能快速消化吸收乳清蛋白的這些胺基酸，所以可以加強身體各項生理機能。另外還富含了半胱胺酸（cysteine），具有提升免疫系統效能以及增加體內抗氧化的能力。

大豆蛋白

雖然屬於植物性蛋白質，但是吸收利用率可不比動物性蛋白質差，而且含有大量的必需胺基酸。

功效：

可降低總膽固醇以及低密度膽固醇（LDL）、提升高密度膽固醇（HDL）。

如何買：

選擇蛋白質含量高達八〇%以上的產品。另外最好同時含有動物性和植物性蛋白質，以利胺基酸攝取互補。不要添加糖、香精、色素、調味料等成分。

如何吃：

一般保養一天補充一〇～一五公克蛋白質粉重量，若加強保養，一天補充二〇～四〇公克蛋白質粉重量。

適用範圍：

運動家、正值生長發育期的人、老年人、身體肌肉量偏少、骨質疏鬆、心血管疾病、更年期婦女、重病患者、癌症病患。

禁忌：無

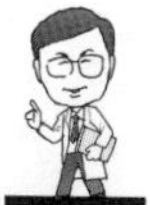

膠原蛋白前驅胺基酸

膠原蛋白（Collagen）主要是結締組織含量豐富的纖維蛋白，約占人體蛋白質的二五%～三五%，也占了皮膚總體積的七五%以上。膠原蛋白組成的胺基酸主要是甘胺酸（glycine）、脯胺酸（proline）、羥基脯胺酸（hydroxyproline），特殊的螺旋立體結構，讓組織具有良好的張力及黏彈力，可維持結締組織的強度、光滑度和彈性，尤其是羥基脯胺酸，在體內幾乎只用在合成膠原蛋白之用。正因為膠原蛋白遍布人體各個組織器官中，如骨骼、軟骨、韌帶、皮膚等；因此若受傷要修復時，就需要更大量的膠原蛋白。另外，當人體老化時，真皮層的膠原蛋白會流失，其中大多數女性的流失速度比男性更快；若再加上不當的外力拉扯，更會破壞膠原蛋白的結構，導致肌膚細紋增生。一般當作化妝品塗抹用的膠原蛋白，只能當作一種保水劑，對於改變皮膚之彈性效益不大。

如何買：
液狀的膠原蛋白產品盡量不要買，並避免使用來自狂牛症或口蹄疫疫區的產品。最好附加抗氧化成分以及部分礦物質、維生素，才能加強膠原蛋白的吸收合成效果。絕不添加任何防腐劑、人工色素。

功效：
回復肌膚、血管、其他軟組織之彈性及張力。

適用範圍：
高血壓、腰痠背痛、皮膚加強保養、指甲易脆、掉頭髮、傷口癒合、關節炎、骨質疏鬆。

如何吃：
以水解蛋白、胜肽或胺基酸等小分子型態為佳。一般建議食用量為每天二～六克，另外再多補充維生素C等抗氧化營養素以幫助合成。

禁忌：
高尿酸者、孕婦及哺乳婦女、對蛋白質或海鮮過敏者使用前需先諮詢醫藥專業人員。

健康plus

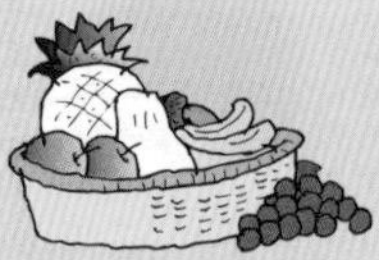

●改善細紋要用對方法

許多愛美的女性喜歡補充膠原蛋白來改善細紋，但是一般補充方法值得商榷。口服膠原蛋白因為分子量大，一般不溶於水、不易吸收，需要經過消化分解的繁複步驟，效果有限；而水解膠原蛋白或是膠原蛋白前驅物，主要是提供合成膠原蛋白所需的胺基酸，分子較小容易吸收。不過人體內構成膠原蛋白所需的不只是上述幾種胺基酸，還需要配合補充維生素C、維生素B群、矽、鐵、銅、鎂、有機硫化物等營養素，幫助建構完整富有彈性的膠原蛋白組織。

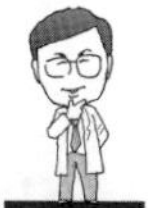

麩醯胺酸

麩醯胺酸（Glutamine）是身體肌肉含量最豐富的胺基酸，在各個組織及器官之間扮演著氮元素的運輸者，也是小腸、淋巴球及巨噬細胞主要的能量來源。在正常情況下，人體可以自行合成麩醯胺酸，以提供細胞在製造DNA、RNA時所需要的氮元素，並促進細胞合成以及修復，進而幫助體內各種組織的合成以及受損修復；所以在正常情況之下，麩醯胺酸屬於「非必需胺基酸」，從日常飲食中所獲取麩醯胺酸的量，已足以應付每天所需。

但當癌症患者接受化學或放射治療，或是身體承受重症（如感染、開刀、燒燙傷）、黏膜潰瘍時，其體內所需麩醯胺酸的量就會大大增加，這時麩醯胺酸就變成「條件性必需胺基酸」。近年來研究發現，如癌症患者在接受化學或放射療法的同時，注射或口服補充麩醯胺酸，可有效減輕因化學或放射治療所產生黏膜破損、腹瀉等副作用，以增加患者的治療效果及生活品質。

如何買：
選擇有認證廠商的產品，濃度最好有八〇%以上；以乾燥粉劑比較好，較不會添加防腐劑。

如何吃：
需修復腸道潰瘍者，一天補充麩醯胺酸三．五～一〇公克，若是嚴重營養免疫不全者，可以一天補充一〇～三〇公克。

功效：
人體組織及細胞的修復及合成。

適用範圍：
化放療的患者、口腔黏膜潰瘍、感染、開刀者、燒燙傷、胃食道逆流、長期全身靜脈注射營養劑者、短腸症候群、免疫不全症候群。

禁忌：
孕婦及哺乳婦女、長期使用藥物者，使用前需先諮詢醫藥專業人員。

3. 維生素：人體正常運作的基本分子

維生素是大家耳熟能詳的營養素，分成脂溶性及水溶性維生素，是維持身體功能正常運作所必須的營養素，一旦缺乏，人體的新陳代謝將無法順利進行，因而導致疾病發生。

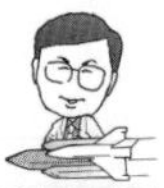

維生素A

維生素A是脂溶性維生素，會在體內脂肪中累積。二〇〇五年香港曾有四位姐妹因母親過度餵食魚肝油丸，造成維生素A攝取過量，結果產生肝臟纖維化，其中兩人需換肝救命。維生素A有一系列前驅營養素如胡蘿蔔素，可以在橙色及深黃色的蔬果中找到，如：紅蘿蔔、蕃薯、菠菜、蛋黃等，其中以β-胡蘿蔔素為最主要。β-胡蘿蔔素可在人體小腸內經過酵素轉換後成為維生素A，再被身體吸收利用。

如何買：

選擇植物性來源的β-胡蘿蔔素比直接攝取動物性來源的維生素A安全許多，因為要六倍量的β-胡蘿蔔素才能轉換成一份維生素A。而且β-胡蘿蔔素是半水溶性的，具有強大的抗氧化功能。

功效：

維生素A不僅對眼睛有幫助，對身體的免疫系統及抗發炎作用也有增強效果，還可幫助消化管道、皮膚及肺維持健康。另外，因為維生素A可抑制不正常細胞分化、生成，因此可抑制細胞的癌變，預防食道癌、直腸癌和皮膚癌等。

如何吃：

由於人體可以視需求將胡蘿蔔素調整轉化成維生素A，避免維生素A在體內累積過量，因此我建議用β-胡蘿蔔素來補充維生素A較安全。

適用範圍：

夜盲症、乾眼症及角膜軟化症、慢性肝炎、味覺功能退化喪失、青春痘。

禁忌：

每天攝取維生素A超過三萬微克（約十萬國際單位）會產生慢性中毒症狀。

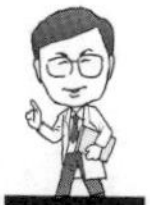

維生素D

維生素D也是脂溶性維生素，分為維生素D_2（Ergocalciferol）及有活性的維生素D_3（Cholecalciferol）。魚類如鮪魚、鯖魚和魚肝油、牛奶、蛋黃等都含有維生素D，另外，皮膚照射陽光中的紫外線也能幫助身體自行產生活化的維生素D_3，而且會隨體內所需的量來調整合成速度。

如何買：

維生素D分為D_2與D_3兩種，建議選擇效能佳的維生素D_3，因為維生素D_3活性物質的效能是D_2的三倍以上。另外，維生素D來源多為動物性，最常見的就是「魚肝油」，但產品來源要注意是否有重金屬或毒素污染。

功效：

維生素D的重要功能為調節鈣、磷的吸收以及骨骼的鈣化作用。英國研究發現，若維生素D補充足夠，罹患心血管疾病的機率減少三三%，罹患第二型糖尿病、代謝症候群的風險各下降五五%、五一%。

如何吃：

衛生署建議一天攝取量五微克（二〇〇國際單位），五十歲以上要達到一〇微克（四〇〇國際單位），而二〇〇八年蘇黎世大學醫院研究更指出，維生素D的建議劑量至少為每天二〇微克（八〇〇國際單位），這樣才可以提供停經後婦女和六十歲以上朋友骨骼和肌肉的健康。不過現在國際自然療法醫學界的看法，為達到治療疾病的效果，每日需攝取五〇〇〇國際單位D_3。

適用範圍：

第二型糖尿病、心血管疾病、代謝症候群、骨質疏鬆、更年期、減重、結腸癌、前列腺癌、肺癌、乳癌、皮膚癌。

禁忌：

維生素D是脂溶性維生素，很容易堆積在體內，攝取過多將導致衰弱、反胃、腹部絞痛、頭痛、血中鈣質上升、血壓上升等症狀。它不像水溶性維生素容易從尿液中代謝，一般約需要三個月時間才能慢慢代謝，所以平常飲食就要注意攝取量。

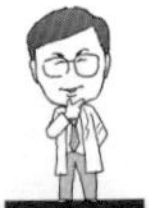

維生素E

維生素E也稱生育醇，是一種脂溶性維生素，主要存在於某些植物油中，尤其小麥胚芽油中的含量相當豐富。

如何買：

維生素E的結構可分成兩種型式，其中天然型式為d-form，人工合成為dl-form。建議選擇天然型式的營養

功效：

維生素E的主要功效就是保持皮膚潤滑、光澤。因為維生素E能夠清除體內自由基，防止多元不飽和脂肪酸及磷脂質被氧化，保護細胞膜的完整性，除了可健全免疫

效能較高。另外，產品瓶身最好可以避光，單瓶劑量不要太多，以免長期接觸空氣導致維生素E氧化變質。

系統、眼睛視網膜外，還有防止脂褐素沉著於皮膚造成斑點（女性朋友最擔心的問題）的作用。另外，維生素E還可減少血液中的過氧化脂質，降低罹患心臟疾病的機率。

如何吃：

每天建議攝取量是一二毫克，約為一八國際單位的天然維生素E或二七國際單位的人工合成維生素E；要有效預防或減緩心血管疾病，每天四〇〇國際單位維生素E是有效且安全的。

適用範圍：

抗氧化、高血壓、皮膚乾燥、冠狀動脈硬化、中風、靜脈曲張、肌肉損傷、老人癡呆症。

禁忌：

成人上限攝取量為一〇〇〇毫克，凝血不全者或使用抗凝血藥物者使用前需先諮詢醫藥專業人員。

健康 plus

●天然合成差很多

天然維生素E的分子結構為 d- 型式，而合成維生素E則為 dl- 型式，吸收率和活性比天然型式差很多。現在衛生署已規定必須將天然維生素E加標 d-，而人工合成的加標 dl- 以示區分。所以購買時，請記得睜大眼睛看清楚！

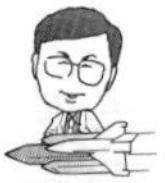

維生素B群

維生素B群包括維生素B_1、B_2、B_6、B_{12}、葉酸（Folic acid）、生物素（Biotin）、菸鹼素（Niacin）、泛酸（Pantothenic acid）等，在生理功能上都有其特定的作用。因為維生素B群是水溶性的，很容易隨著體內的水分一起排出，所以每天要有足夠的補充，才能維持體內生化作用的進行。

維生素B_1	維生素B_1主要來源有全麥穀類、酵母、魚、豆、堅果、牛奶、綠色蔬菜。當維生素B_1缺乏時，會出現食慾不振、消化不良、過敏、疲倦、多發性神經炎、腳氣病（Beriberi）等疾病或症狀，甚至死亡。 **服用建議：**成人一天建議攝取一・〇～一・五毫克，飲食中以天然五穀食物為最佳來源。懷孕後期要再增加〇・二毫克。 **適用範圍：**消化不良、周邊神經炎、肢端感覺障礙、腳氣病、甲狀腺功能亢進、燒燙傷、長期慢性感染。
維生素B_2	維生素B_2一直是國人最易缺乏的營養素之一，主要作用是促進細胞生長，維持黏膜正常，所以缺乏維生素B_2可能出現口腔發炎、潰瘍，這是免疫減弱的警訊，提醒身體要多休息、補充營養。而牛奶、酵母是維生素B_2含量豐富的食物。除了從飲食上攝取外，其實腸道中的微生物也會製造維生素B_1和B_2；若腸道菌相異常，也會影響到體內維生素B_1、B_2的量。近年的國民營養調查顯示，國人的維生素B_1、B_2攝取量一直都在「缺乏」的邊緣上下，這是大家要特別注意的地方！

	服用建議：一般建議成人每天補充量為一．二～一．七毫克。堅果類、黑豆、黃豆、芝麻都是維生素B_2的食物來源。懷孕後期要再增加〇．二毫克。 **適用範圍：**口角炎、舌炎、陰囊炎、結膜炎、脂漏性皮膚炎、眼睛疲勞、白內障、冠心病、心絞痛。
菸鹼素（維生素B_3）	菸鹼素包括菸鹼酸（Nicotinic acid）和菸鹼醯胺（Nicotinamide）及其他具有類似功能的衍生物。主要有降低血脂肪、促進血液循環及擴張血管的功用，因此對減輕梅尼爾氏症候群（Meniere's syndrome）的暈眩和耳鳴有改善作用。 **服用建議：**每天一〇〇毫克的菸鹼酸可改善烏腳病的血液循環，避免病情惡化。一般富含菸鹼素的天然食物為高蛋白質食物，如：豬肉、雞肉、魚貝類、蛋、牛奶、芝麻、綠豆、全麥、糙米、酵母菌、香菇、紫菜等。 **適用範圍：**高膽固醇血症、口腔炎、口臭、精神分裂症、經前頭痛、梅尼爾氏症、糙皮病、烏腳病。 **禁忌：**成人上限攝取量為三五毫克。過高劑量可能造成胃腸不適、頭暈、嘔吐等症狀。
泛酸（維生素B_5）	泛酸又稱為維生素B_5，其英文名意指廣泛分佈的意思，也就是B_5存在於多種食物中，如：各種肉類、魚、綠色葉菜、酵母菌、核果類和未精製的穀類。泛酸在人體內大多是作用於皮膚、消化道、神經。如果體內泛酸缺乏之時，可能會有低血糖、食慾不振、消化不良、腎臟病、睡眠障礙、神經問題、腳痛。 **服用建議：**一般建議成人每天攝取量為五毫克，女性懷孕哺乳期再增加一～二毫克；目前在多項研究中曾有泛酸實驗每天劑量達一〇〇〇毫克，也都沒有泛酸的毒

	性報告。不過若要讓攝取的泛酸提高利用率，就要配合維生素B_6、維生素B_{12}、葉酸一起攝取。 **適用範圍：**肝腎疾病、痛風或風濕症、腦血管病變、心肌梗塞、鏈黴素中毒。 **禁忌：**上限劑量是沒有規範的。但加工食品、咖啡、酒精、動情激素、磺胺藥劑、安眠藥都會對泛酸造成破壞，減少人體吸收利用泛酸的量。
維生素B_6	維生素B_6有三種結構：比哆醇（pyridoxine）、比哆胺（pyridoxamine）、比哆醛（pyridoxal），是參與體內生理功能最多的維生素之一。主要是代謝蛋白質、脂肪、碳水化合物，以及血液循環、神經傳遞、荷爾蒙分泌作用，甚至小至細胞生長、DNA形成都需要維生素B_6的參與。而人體腸道中的微生物，可自行合成維生素B_6，但數量極少；食物來源則包括了酵母、米糠、肉類、魚、蔬菜等。維生素B_6缺乏的狀況，包括：食慾不振、貧血、肌肉痠痛、皮膚油脂分泌異常、憂鬱、掉髮等。 **服用建議：**成人一般保養上限攝取量為八〇毫克。每天劑量高達三〇〇毫克，可用來預防及治療因放射線治療、吃藥、麻醉後的嘔吐症狀。手腕隧道症者如果補充維生素B_6再配合良好的復健，可以有不錯的改善效果，甚至減少手術的風險性。 **適用範圍：**乳糜瀉、胃切除術後、酒精中毒、先天性代謝障礙病（高草酸鹽症、高胱胺酸尿症、黃嘌呤酸尿症）、充血性心力衰竭、長期血液透析。
葉酸	由於葉酸參與DNA合成，所以和細胞增生、血球合成、神經發育等作用有重大的關係。近年的研究也指出，憂鬱症患者、老年痴呆、帕金森氏症和老化性重聽者，體內的葉酸量偏低許多，所以建議老年人一定要多補充葉酸。而懷孕婦女在前三個月補充葉酸，對於胎兒的腦部、脊椎、心臟等組織發育相當有幫助，可以減少

畸形兒出生的機率。另外，葉酸也參與一些胺基酸代謝的過程，其中最重要的就是可以代謝同半胱胺酸（homocysteine），避免傷害心臟血管以及神經系統。

服用建議：葉酸的需求量與平時的飲食習慣有關，蛋白質食物吃得多或是抗氧化營養素缺乏的人，對葉酸的需求量也會相對增加。許多食物都含有葉酸，例如深色葉類蔬菜、柑橘類水果、全穀類，但葉酸很容易受到光照、熱度等破壞，所以食物經過加工後都會流失掉部分葉酸，如果儲存方式不當或時間過久，葉酸流失比例更會大大增加。另外，葉酸在體內的新陳代謝作用也需要維生素B_6、B_{12}等營養素配合，所以一般會建議以複方維生素B群來作補充，成人上限攝取量為每天一〇〇〇微克。

適用範圍：消化不良、胃潰瘍、孩童發育遲緩、貧血、月經不順、老化性重聽、老年痴呆、帕金森氏症、憂鬱症。

維生素B_{12}

維生素B_{12}是大家常聽到的水溶性維生素之一，主要來源為動物性食品，尤其是豬肉；另外，人體腸內細菌可以合成維生素B_{12}，這也是人體吸收B_{12}的來源之一。素食者或是胃腸疾病患者比較容易缺乏B_{12}。B_{12}在體內的主要功能為參與葉酸代謝、細胞分裂、協助腸胃道消化吸收一些胺基酸和脂肪酸等。另外，維生素B_{12}和心血管最密切的關係就是參與葉酸代謝過程，幫助同半胱胺酸代謝排出，所以可減少體內同半胱胺酸的量；研究也發現，體內缺乏維生素B_6、維生素B_{12}、葉酸等必要的營養素，會引起同半胱胺酸上升。所以素食者在不攝取動物性營養的情形下，如果缺乏上述維生素，一樣容易出現心血管疾病。

服用建議：衛生署建議成年人每天維生素B_{12}攝取量為二・四微克，若是懷孕、哺乳期要再增加〇・二～〇・四微克，高劑量攝取不會有毒性產生。

	適用範圍：吸收不良、食慾不振、惡性貧血（巨球性貧血）、月經不順、神經炎、亞急性脊髓退化、癡呆症、頭痛、記憶力減退、情緒不穩。
生物素	生物素又稱維生素H或B_7，廣泛存在於動物及植物的細胞中，人體腸道中的細菌也可以製造生物素，所以生物素的缺乏問題較少見。生物素是蛋白質、脂肪和醣類新陳代謝以及細胞能量產生所必需的營養素，並可幫助維生素B群、維生素C等的利用，維持皮膚、頭髮、神經和免疫系統的健全。腸胃炎或消化吸收不良的人，全靜脈營養注射（長期完全不經過腸道的營養供給），以及飲酒過量、使用抗生素和含硫藥物，都會破壞腸內細菌製造生物素的作用。 **服用建議：**建議每天攝取量為嬰兒五～一〇微克、兒童一五～二五微克、成年人三〇～五〇微克，若三餐正常飲食，基本上都很容易達到。但如果有前面所說的情況，就必須增加攝取量。生物素目前沒有任何大量攝取的毒性問題。 **適用範圍：**腸胃炎、消化吸收不良、憂鬱、失眠症、指甲易碎、掉髮、白髮增多、皮膚紅腫、濕疹、魚鱗狀皮屑、肌肉痠痛、中樞神經系統異常。 **禁忌：**生蛋白中含有卵蛋白（avidin），可與生物素結合，形成不被腸道吸收的物質；不過雞蛋經煮熟後，即可破壞此種結合作用，所以蛋白是不宜生吃的。
膽鹼	膽鹼（Choline）是人體的必需營養素，必須從食物中攝取。膽鹼廣泛存在於各種食物中，如蛋黃、黃豆、花生、綠葉蔬菜、小麥胚芽、肉類等，所以吃的食物種類多，膽鹼就較不易缺乏。 膽鹼的主要作用是合成磷脂類及乙醯膽鹼，與細胞膜的形成、神經訊息的傳遞、肝臟脂肪的代謝、協助荷爾蒙製造等體內生理功能有關，所以對腦部、神經和肝臟是非常重要的。

服用建議：膽鹼要有作用，還需要其他多種營養素，像是維他命B_{12}、葉酸等的輔助及合成，才能發揮功效，所以在補充膽鹼或卵磷脂時，若能配合維生素B群等多種營養素，將可達到最佳利用率。成人上限攝取量為三．五公克。

適用範圍：脂肪肝、肝炎、肝硬化、動脈硬化、老年記憶力衰退、帕金森氏症、續發性的運動障礙。

禁忌：富含膽鹼的食物像是肉類、肝臟是高普林食物，攝取過多可能使尿酸增加，引發痛風發作。

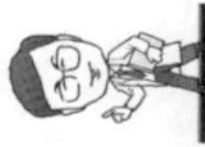

維生素C

維生素C又稱抗壞血酸（ascorbic acid），是動物體內重要的水溶性維生素，人體無法自行合成產生。

如何買：

建議買維生素C附加多種抗氧化營養素的複方較好。添加抗壞血酸鈣可以避免高劑量維生素C刺激胃酸分泌，也較不傷牙齦。產品包裝要避光、防潮，以免加速維生素C氧化。

功效：

維生素C最主要是參與體內的羥化反應（hydroxylation），進而合成膠原蛋白、神經傳導物質及荷爾蒙等物質。另外，維生素C還可以保護維生素A、維生素E及多元不飽和脂肪酸，減少在體內受到氧化而產生的自由基，是一種強力抗氧化劑。

如何吃：

維生素C為水溶性營養素，所以每天生理代謝都會流失掉，再加上現代人生活環境、情緒壓抑及慢性疾病的發生，都可能使維生素C的需求增加。成人一天最好補充五〇〇～一〇〇〇毫克。

適用範圍：

生活壓力大、吸菸者、牙齦出血、容易感冒、乾燥的皮膚和頭髮、美白、動脈硬化、高血壓、中風、促進傷口癒合、聲音沙啞、肝臟疾病、靜脈曲張、孕婦、感染、癌症預防。

禁忌：無

健康 plus

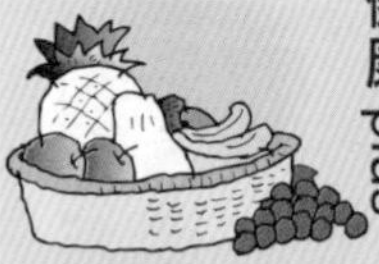

●**不傷胃的服用法**

有些人攝取維生素C一〇〇〇毫克以上會造成胃腸道不適，例如噁心、嘔吐、腹瀉等，所以我會建議服用添加抗壞血酸鈣或碳酸鈣的維生素C來緩衝，比較不會傷腸胃，也可提高體內吸收利用率。

4. 巨量礦物質及微量元素：健康不可或缺的基本元素

人體所需的礦物質可分成兩種，一種是每天攝取需大於一〇〇毫克以上的，稱為巨量礦物質，包括鈣、磷、鎂、鈉、鉀、氯、硫，其中又以鈣及鎂最重要；其餘的礦物質就是我們所謂的微量元素，其中以鋅、硒、鉻、鍺較為特殊。

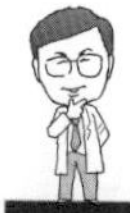

鈣

骨骼的主要成分是鈣，而鎂則是關係著骨骼是否容易脆裂的元素，因為鎂在骨骼結構中具有包覆鈣質的功能，同時也可以抑制蝕骨細胞的活性，降低蝕骨作用，防止骨質流失。補充骨質營養時，最好鈣與鎂的含量是三比一的黃金比例，再加上維生素D，可將小腸內腔的鈣離子主動運輸至小腸的絨毛細胞內，增加血液中鈣離子的量，抑制骨鈣的流失。

如何買：
鈣質來源分為檸檬酸鈣、葡萄糖酸鈣、磷酸鈣、碳酸鈣等，其中以檸檬酸鈣的吸收率最好，而碳酸鈣（俗稱珊瑚鈣）的鈣離子含量最多，但吸收率不佳；所以選購時必須注意其鈣質的來源。

如何吃：
建議飯後服用，一天攝取一〇〇〇~一二〇〇毫克。要同時攝取鈣、鎂和活性維生素D_3才會有最佳吸收率。

功效：
鈣的功能廣泛，除了保骨以外，還可安神助眠、降血壓、改善大腸激躁症等。

適用範圍：
高血壓、頭痛、心臟病、腎結石、抽筋、骨質疏鬆、失眠、神經緊張、情緒不穩、經前症候群、更年期、腸躁症、生長發育、減重中。

禁忌：
上限攝取量為二五〇〇毫克。有尿道結石者，大量服用鈣片有可能增加結石之機率，使用前需先諮詢醫藥專業人員。

鎂

鎂是體內含量最多的礦物質之一，約有七〇%存在於骨骼中。鎂做為體內超過三〇〇種以上酵素作用之輔助因子，所參與的生理代謝反應，包含核酸和蛋白質的合成、其他礦物質和維生素C的代謝。

如何買：
鎂以有機型式（如：葡萄糖酸鎂）安全性較佳、吸收度高。五穀粉或優質鈣鎂錠都是很好的來源。建議鎂和鈣比例為一比三較容易吸收利用，補充鎂一次劑量約五〇～一〇〇毫克，不要過多，以免導致腹瀉問題。

如何吃：
衛生署對於鎂的建議攝取量，成人約為每天三五〇到四〇〇毫克，上限攝取量為七〇〇毫克。懷孕期可再增加三五毫克預防抽筋發生。平時可多吃深綠色蔬菜、深色水果及全穀類。一般西式精緻飲食肉多而蔬菜少，導致鎂含量較東方飲食為低，因此偏好西式食物者應特別注意鎂的攝取量。

功效：
鎂最重要的功效是能調節鈣的恆定，預防鈣質沉澱於組織以及血管壁，維持心臟的正常功能，降低動脈硬化。另外，鎂也是人體細胞內的主要陽離子，調控細胞能量的新陳代謝，維持神經、肌肉細胞之正常功能；因此中老年人、肌肉退化者、長期酗酒，以及從事劇烈運動者對鎂的需求量會增加。鎂是葉綠素的中心元素，因此深綠色蔬菜中含有大量鎂。其他富含鎂的食物有香蕉、杏仁、鱈魚。

適用範圍：
血管鈣化、動脈粥狀硬化、心絞痛、陣發性心房顫動、糖尿病、尿路結石、精神緊張、手足痙攣。

禁忌：無

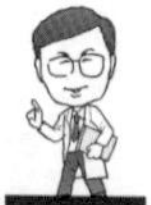

鐵

人體對鐵質吸收率和鐵的化學形式、飲食組成、體內鐵儲存充足與否等因素有關。一般植物性來源的鐵吸收率不到一〇%，其他食物的吸收率有低於一%或高達四〇%不等，差距頗大。人體可調節吸收鐵質，但沒有調節排泄的功能，成人流失鐵的途徑主要是從尿液、消化道、汗液中流失；生育年齡婦女因月經流失的鐵量平均每天〇．五毫克或更多。鐵質缺乏的高危險群包含了來經的女性、嬰幼兒、青少年、素食者及懷孕的婦女等，所以大多數人都有補充鐵質的需求。

如何買：

以磷酸鐵、胺基酸螯合鐵的型式比較容易消化吸收，添加維生素C可助鐵質吸收，維生素B_6、維生素B_{12}、生物黃鹼素（bioflavonoid）及其他抗氧化營養素等，也都可增加鐵質吸收利用的程度。

如何吃：

鐵劑要在醫師診斷下補充，一般補鐵是以硫酸鐵為主，但容易有腸胃不適、噁心、腹瀉等症狀。我建議最好是以磷酸鐵或是胺基酸螯合鐵來補充，不但吸收率高也不易產生副作用，上限攝取量為四〇毫克。

功效：

促進血液循環、改善血氣不足，進而改善臉色蒼白、頭暈目眩的問題。失血過多、手術過後維持血球生成的健康，預防貧血。

適用範圍：

缺鐵性貧血、兒童發育遲緩、消化道潰瘍、做過胃腸手術、來經的女性、素食者、懷孕婦女。

禁忌：

長期過量服用鐵劑會造成體內鐵離子超過正常值以及過度氧化的結果，可能出現慢性中毒症狀，如皮膚呈暗色、軟骨鈣化、骨質疏鬆、肝硬化等。

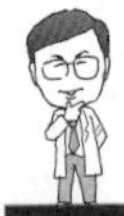

鋅

鋅（Zinc）是人體內多種酵素的主要成分，也直接參與核酸、蛋白質的合成、細胞的分化和增殖等作用。

功效：
鋅是人體生長發育、免疫防禦、生殖遺傳等重要生理作用所必需的營養素。最新研究發現，若人類大腦中的海馬體鋅含量不足，老年時期容易出現早發性老年癡呆症；另外在某些罹患過敏性疾病、惡性腫瘤、感染性疾病的時期，體內鋅的需要量會增加。而糖尿病、肝炎等慢性發炎疾病會導致腎病變，造成體內鋅慢性缺乏，連免疫力也變差，形成了惡性循環。

適用範圍：
脫髮、各種皮膚炎及濕疹、味覺減退、嗅覺功能異常、消化功能降低、厭食、異食癖（喜歡吃奇怪的東西，如頭髮、指甲、石頭等）、抵抗力差、孩童發育遲緩、前列腺疾病、性功能減退、不孕症。

禁忌：
過量的鋅會妨礙其他微量礦物質的吸收代謝，可能發生噁心、嘔吐、嗜睡等問題，如果超過建議量的五～三十倍，就有可能傷害神經、造血及免疫系統。

如何買：
建議補充時應選用有機型式，以酵母或胺基酸螯合鋅來攝取，這樣可以避免鋅離子對身體直接的傷害，且可以增加吸收利用率。

如何吃：
衛生署建議攝取量成人是一二～一五毫克；若有下方「功效」所列慢性發炎疾病發生，可適量多補充鋅。

健康plus

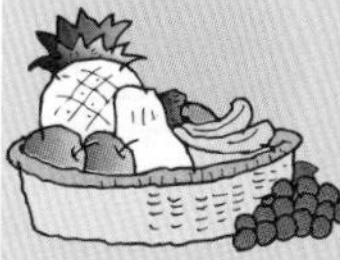

●可不可以從食物中取得鋅？

鋅不難從食物中取得，牡蠣、蛋、肉類、堅果類的鋅含量極豐富，但這些食物往往都是高膽固醇、高油脂的食物。而植物中的植酸及膳食纖維會抑制鋅的吸收，食用時應多注意。

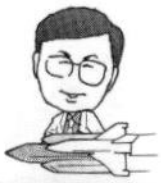

硒

硒（Selenium）為體內抗氧化酵素「麩胱甘肽過氧化酶」（glutathione peroxidase, GPx）的重要成分，存在於許多食物中，其中以南瓜、番茄、大蒜、洋蔥、海產等最多。

如何買：

以結構來說，有機硒（硒酵母、硒甲硫胺酸）比無機硒（亞硒酸鹽、硒酸鹽）在腸道中的吸收率較高，且較無慢性中毒的危險性，因此我建議以硒酵母來長期補充較安全，尤其是癌症患者。

功效：

可保護細胞和胞器的膜，預防核酸的變性；另外可以提高巨噬細胞或嗜中性球的活性，減少癌細胞生成的機會。除了可防治癌症發生以外，適當補充硒可保護心肌細胞，改善心室收縮功能，避免心臟損傷；而且可維持體內抗氧化酵素活性，保護肝臟、心血管、生殖系統等。

如何吃：

在美國，硒的每天建議攝取量，成年男性為七〇微克，女性為五五微克，在國內的每天建議攝取量為五〇微克；若要預防癌症發生，需要每天攝取二〇〇微克，可以降低五〇%的發生率。癌症患者甚至一天可服用硒酵母六〇〇～八〇〇微克。

適用範圍：

牛皮癬、老年斑（紫外線照射引起的皮膚炎症）、白內障、糖尿病、動脈粥狀硬化、中風、心肌梗塞、癌症預防（頭頸癌、乳癌、大腸直腸癌、攝護腺癌、肺癌）。

禁忌：無

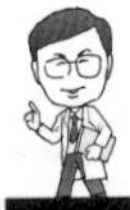

有機鉻

鉻對人體是一種必需的微量元素，雖然一般食物也含有鉻，例如：蛋黃、穀類、綠色蔬菜及啤酒酵母，但人體從食物中獲取的鉻有限，一方面因為烹煮及加工的過程會大量流失，另一方面高糖分的食物也會降低人體對鉻的吸收。尤其糖尿病患者的胰島素感受性較差，會使鉻不易被人體細胞吸收。

如何買：

市面上有無機鉻（$CrCl_3$）和有機鉻，雖都有降低糖尿病患者血糖值的功能，但酵母鉻或胺基酸螯合鉻在體內吸收率較高，且毒性低很多。目前市面上的有機鉻分為：吡啶羧酸鉻（chromium picolinate）、氯化鉻（chromium chloride）或酵

功效：

鉻可強化細胞對胰島素之吸收，而胰島素可促進細胞對血糖的代謝作用；又能協助消耗脂肪，降低血液中的膽固醇及三酸甘油脂。另外，鉻也是基因DNA和RNA的穩定劑，可防止細胞的突變並預防癌症發生。

母鉻（chromium yeast）等型態，其中以酵母鉻對人體吸收和改善糖尿病的指數最佳，我曾幫助許多糖尿病患者以酵母鉻擺脫長期服藥的無奈。

適用範圍：

第二型糖尿病、脂質代謝紊亂、動脈硬化、高血壓、肌肉無力、心臟疾病、癌症預防。

如何吃：

補充鉻是有累積性的，因此剛開始補充時，劑量可以是四〇〇～六〇〇微克，當血糖控制有改善後，就可以將劑量減為一般保養，每天一〇〇～二〇〇微克。

禁忌：

鉻補充劑主要的來源為三價鉻或有機酸化合鉻，而六價鉻是強氧化劑，水溶性及組織穿透性強，有致癌的危險性。中毒症狀包括眩暈、腹痛、嘔吐、凝血異常、寡尿、休克等。

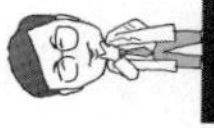

有機鍺

蕈菇類跟一般植物最大的不同就是含有豐富多醣體、三萜類和微量有機元素如有機鍺（Organic Germanium），一般人工栽培菇含有二〇～五〇 ppm（百萬分之一）有機鍺。其實許多日常食物及中藥草均含有鍺，有的含量還較高，如靈芝可達七〇〇 ppm 以上。而這些植物中所含的微量元素主要是從當地的土壤中吸收的，所以野生和人工栽培的同種蕈菇，其微量元素的含量高低會不同。

如何買：

建議選購由天然靈芝、冬蟲夏草等有機鍺含量高的蕈類所萃取，並且原料來源經過檢驗合格，無重金屬污染的產品。一定要選擇有機鍺，因為無機鍺是不能吃的，會導致中毒。

如何吃：

對於癌症病患，天然有機鍺的每天建議量為九〇〇～一八〇〇毫克，一般保養為每天建議量一〇〇～三〇〇毫克。

功效：

鍺元素對肝癌、肺癌、胃癌等癌症具有輔助治療的作用。菇類萃取精華的有機鍺能誘導干擾素，干擾素又活化了自然殺手細胞和巨噬細胞，能殺死癌細胞和外來細胞，增強免疫能力和抗癌作用；另外，鍺也具有高度抗氧化作用，可以有效抵抗自由基，避免細胞DNA被破壞而導致癌細胞的生成。

適用範圍：

高血壓、止痛消炎、氣喘、皮膚病、肝癌、肺癌、胃癌。

禁忌：

要注意二氧化鍺可能有毒性，可能導致腎衰竭。所以想預防癌症，必須注意所服用的錠劑中，鍺化合物的型式是否為酵母、胺基酸等有機型式，而不是人工化學合成的無機型式。

5. 特殊抗氧化劑：掃除自由基的超級戰士

抗氧化劑是特殊的營養素，能保護人體不受氧化劑或自由基等毒素侵害，因為氧化劑或自由基會破壞細胞，加速衰老、導致疾病。

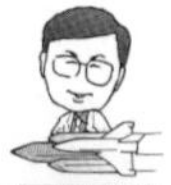

α-硫辛酸

α-硫辛酸（Alpha Lipoic Acid，ALA）存在於體內所有細胞中，主要是參與細胞粒腺體的生化作用，也是葡萄糖代謝成能量作用中的必要因子。研究人員在一九五一年的研究中，首次發現人體內多種酵素系統中 α-硫辛酸的存在。

如何買：

選購時要注意的就是硫辛酸的劑量，糖尿病患加強保養建議選擇高劑量二五〇～三〇〇毫克的產品，以避免一天使用顆數過多。

如何吃：

糖尿病患者若已發生末稍或多發性神經病變時，可每天服用劑量五〇〇～六〇〇毫克，分二～三次服用；對於輕、中度的糖尿病患，每天只需服用二〇〇～三〇〇毫克；一般保養或是與其他抗氧化成分合併的劑量，一般每天只需二〇～五〇毫克左右。

功效：

硫辛酸只有專一於抗氧化、抗自由基的作用，所以硫辛酸的抗氧化效益遠超過維生素C、維生素E、輔酵素 Q_{10} 等，額外補充硫辛酸可以大大增加體內的抗氧化力。研究證實，硫辛酸能明顯提高糖尿病患細胞對胰島素的敏感度，並且預防高血糖造成的白內障病變發生；對於其他像是腦神經衰退、記憶力變差、肝臟解毒功能等，都有改善的效果。

適用範圍：

C型肝炎、糖尿病、白內障、中風、心臟疾病、老年性痴呆、帕金森氏症、抗老。

禁忌：

臨床上有發現對硫辛酸過敏的人，所以若有這問題的話，使用前需先諮詢醫藥專業人員。

輔酵素Q_{10}

輔酵素Q_{10}，全名Coenzyme Q10或稱ubiquinone，簡稱CoQ10。最早是一九五七年美國威斯康辛大學克朗教授（Frederick Crane）從牛心臟細胞的粒線體中發現並分離出來。人體組織中以神經、心臟、肝臟和腎臟的輔酵素Q_{10}數量最多，因為輔酵素Q_{10}的主要功能是在粒腺體內膜上協助電子鏈的傳遞，以產生能量貨幣ATP，因此是身體細胞能量發電廠「粒腺體」的產能來源。

如何買：
輔酵素Q_{10}產品需含有肉鹼（carnitine）、二十八烷醇及維生素B群才能達到有效吸收利用的效果。

如何吃：
一般保養一天三〇~六〇毫克，心臟或是肝臟疾病患者一天一〇〇~三〇〇毫克，神經退化疾病患者一天八〇〇~一二〇〇毫克。

功效：
輔酵素Q_{10}是強力抗氧化劑，可幫助其他抗氧化劑如維生素C、維生素E還原，提高體內全面的抗氧化值；同時也調節免疫系統，增加抵抗力。因為輔酵素Q_{10}是類似脂溶性維生素的營養素，所以大多會和維生素E一起補充。

適用範圍：
氣喘、牙周病、高血壓、充血性心臟衰竭、慢性疲勞症、冠狀動脈疾病、心肌病變、糖尿病、帕金森氏症、粒腺體功能異常之神經病變、癌症預防、抗老。

禁忌：無

6. 類荷爾蒙或荷爾蒙調控營養素：調節荷爾蒙的好幫手

類荷爾蒙或荷爾蒙調控營養素，包括大豆異黃酮、DHEA、蜂皇漿、鋸棕櫚及南瓜子，是與男女荷爾蒙調控相關的營養品。

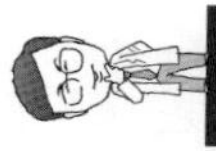

大豆異黃酮

大豆異黃酮（Soy Isoflavones），因其化學結構式與女性動情激素（Estrogen）相似，因此又稱植物性雌激素（Phytoestrogen）。雌激素作用的接受器分為 α 及β兩種。α 接受器大多分布在子宮及乳房，β接受器則是在中樞神經、血管、骨骼、膀胱和皮膚，大豆異黃酮多與β雌激素接受器結合，所以比較沒有雌激素導致乳癌和子宮內膜癌的疑慮。

如何買：

大豆異黃酮分成兩大類：第一類是不含醣基的（Genistein、Daidzein、Glycitein），第二類是含醣基的（Genistin、Daidzin、Glycitin）。差別在於不含醣基的異黃酮分子較小，可加速腸道吸收且具有生理活性；含醣基異黃酮經人體食入後，需經過腸胃道的微生物進一步水解成游離型，方可吸收利用，所以消化吸收時間較久，可為儲備型態的異黃酮。我建議好的大豆異黃酮產品應該要兩者都具備才是。

功效：

大豆異黃酮因為作用平緩，而且不會有女性荷爾蒙的強烈副作用，可以改善更年期症候群及預防骨質疏鬆症。另外還有抗自由基的作用，可以減少細胞的氧化傷害、降低血管中的脂質過氧化物，因此對心血管具有保護作用。更重要的是其中的黃豆甘原（Daidzenin）可抑制乳癌及子宮內膜癌的細胞生長，抑制癌細胞血管增生。

如何吃：
成人每天四五～九〇毫克，更年期保養每天九〇～一五〇毫克。

適用範圍：
女性更年期障礙、高血壓、高血脂、動脈硬化、骨質疏鬆、乳癌、攝護腺癌。

禁忌：無

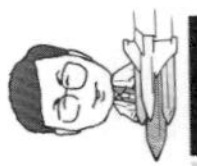

去氫表雄固酮（DHEA）

去氫表雄固酮（DHEA，dihydroepiandrosterone）是體內多種荷爾蒙的前驅原料，根據科學家研究指出，在二十～三十歲時分泌量最高，隨著年齡增加，每年會以一～二%的速率下降，若以二十五歲的分泌量為一〇〇%來看，五十歲時大約只剩五〇%，七十歲只剩一〇～二〇%，所以DHEA可以說是一種人體老化的指標。一般食物中如山藥、野山芋等都含有豐富的DHEA，所以平時可以烹調這些食材來增加攝取量。

功效：
人體中有許多器官、系統都受到DHEA的調控，這意味著在生理功能上，DHEA扮演著非常重要的角色。

適用範圍：
心血管疾病、慢性疲勞症候群、紅斑性狼瘡、阿茲海默症、憂鬱症、抗衰老。

如何買：
合併維生素D、B_{12}及葉酸對腎上腺荷爾蒙有正向調控。

如何吃：

四十歲以上者一天二五～九〇毫克補充錠。

禁忌：

一般補充 DHEA 的副作用很少，偶爾會發生長粉刺、體毛變多等情形。我在開處方給患者使用前，會先考量到是否有男女性荷爾蒙相關的腫瘤癌症病史或是家族史，若有這些情況，則不建議服用。另外懷孕婦女也不宜服用。

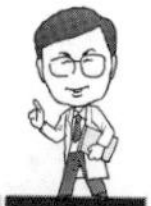

蜂皇漿

「蜂蜜」的原料是花蜜，由工蜂採集形成；而「蜂皇漿」（Royal Jelly）又稱蜂王乳，則是工蜂將採集來的花粉、花蜜經咀嚼後，加上分泌物融合而成的乳白色黏性物質，專門供給蜂后終生食用，因此特別營養。蜂皇漿含高濃度的二十多種胺基酸、果糖、維生素A、B群、C、D、E、泛酸、菸鹼酸、鈣、鐵、硫、脂肪酸、磷酸化合物、天然活性荷爾蒙、γ-球蛋白等多種豐富易吸收的營養素，並具有增強免疫力、激活細胞、促進新陳代謝的特殊成分。

功效：

可減緩人體老化，保持年輕活力。二〇一〇年藥學研究發現，蜂皇漿中的一〇-羥基-二-癸烯酸（10-HAD）可以有效抑制類風濕性關節炎的惡化；過去也有研究指出，蜂皇漿可以抑制腫瘤細胞的生長。

適用範圍：

體質虛弱、美容養顏、雌激素低下、不孕症、精力不足、容易疲勞、神經衰弱、抑制腫瘤。

如何買：

不能有色素、人工添加物、農藥、重金屬污染。

如何吃：成人平時保養一至五公克。

禁忌：十五歲以下的小孩可能因為攝取過多荷爾蒙激素，產生性早熟而打亂發育週期；孕婦可能因蜂皇漿的激素，刺激子宮收縮，影響孕期；過敏體質者可能將蜂皇漿所含的激素、酵素、胺基酸等物質視為過敏原，而產生過敏反應。所以在使用蜂皇漿前，除了要慎重挑選產品的品質外，也要視個人體質狀況斟酌使用劑量。

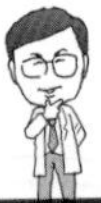

鋸棕櫚及南瓜子

四十歲過後，男性體內的荷爾蒙會出現變化，泌乳激素含量上升，會刺激五-α還原酶的分泌，進而將睪固酮轉變為二氫睪固酮；而二氫睪固酮的增加會刺激攝護腺組織的生長，導致男人出現「長壽病」——良性攝護腺肥大症。另外也有研究顯示，當男性體內缺乏鋅時，攝護腺組織就會增生。針對這兩項問題，可以用鋸棕櫚和南瓜子的萃取物來改善。

如何買：合併鋅、亞麻仁籽、維生素A、E、B群等效果尤佳。

功效：在南美洲，鋸棕櫚很早就被用來治療尿道、攝護腺發炎等方面的疾病。一般治療攝護腺肥大的用藥會導致一些不適症狀，如：性功能障礙、頭暈、腹瀉，以及可能干擾攝護腺癌指標（PSA）的檢測結果。而鋸棕櫚目前在歐美國家臨床使用效果佳，且不會有藥物強烈的副作用。南瓜子含有豐富的胺基酸、不飽和脂肪酸、維生素E及胡蘿蔔素等營養成分；最重要的是南瓜子中的活性抗氧化成分和豐富的鋅元素，對攝護腺有保健作用。

如何吃：每天鋸棕櫚五〇〇毫克及南瓜子六〇〇毫克。

適用範圍：尿道和攝護腺炎、攝護腺肥大、雄性禿、性功能障礙、男性更年期。

禁忌：攝護腺癌患者不宜服用（因可能會刺激攝護腺癌細胞增生）。

7. 其他

此一部分為其他重要但無法歸類的營養品介紹。

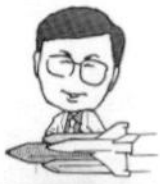

白藜蘆醇植化素

一九三九年，日本人高岡從植物白藜蘆醇的根莖裡，萃取到Resveratrol。到了一九八〇年，日本學者開始發現內含高抗氧化效果，隨後也受到各國學者的高度關注。綜合各方研究，顯示白藜蘆醇對於心血管系統、腫瘤防護、抗病毒的調節，都有卓越的幫助。

如何買：選擇粉狀劑型服用時，在口腔停留片刻，利於黏膜充分吸收。

如何吃：每天一〇〇～一〇〇〇毫克。

功效：來自於葡萄、藍莓、桑椹等莓果類中的白藜蘆醇富含植物化學物質，具有抗衰老、降低心血管疾病風險、抗病毒、抗癌的效果。研究發現，所有過敏都是慢性發炎，發炎也涵蓋了大部分的疾病。發炎組織會釋放前列腺素及細胞激素，而白藜蘆醇可抑制這些發炎激素，改善發炎症狀。

適用範圍：過敏、容易疲勞、尿酸過高、肝腎疾病、腹瀉、便祕、心血管疾病、糖尿病、癌症。

禁忌：紅酒中含此成分，但因含酒精，不適合過敏族群。

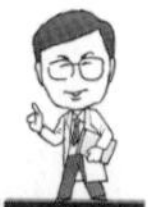

銀杏

銀杏（Ginkgo）主要用作治療和保健的功效成分，包含銀杏酯、異銀杏黃素、銀杏醇、配醣體等。銀杏對於清除自由基的效果極佳；過去在車諾比核電廠輻射外洩事件中，科學家以每天三次、每次各四〇毫克銀杏萃取物給工作人員補充，為期二個月後停用，再檢測發現，工作人員體內的自由基以及致癌因子比補充前下降許多，達到標準範圍。

如何買：
銀杏葉萃取物中的銀杏酯才是有效成分，購買時要注意是否含有效成分。

如何吃：
每天一二〇～二四〇毫克。

功效：
現代人常常處於電器輻射、工作壓力、抽菸、肥胖等狀況下，因此體內可能過氧化產生自由基。老年時更會因為體內自由基過多而產生老年痴呆、視網膜病變以及心血管疾病等。銀杏萃取物具有抗氧化以及減少血栓形成的效果，可以改善血管缺氧、血中脂質過氧化的問題，有效地促進全身血液循環，尤其是末稍血液循環，因此可以預防心肌梗塞及中風。

適用範圍：
耳鳴、眩暈、偏頭痛、記憶力衰退、末梢血液循環不佳、落髮、動脈硬化、氣喘、高血壓、心肌梗塞。

禁忌：
銀杏果俗稱「白果」，是一種中藥材，含有微量氰酸，所以不宜多量直接服用，也盡量不要給小孩、孕婦服用，以免發生中毒。服用抗凝血藥物時也需注意。

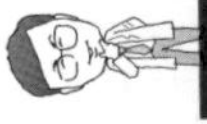

紅麴萃取物

紅麴中含有紅麴菌素 K（Monacolin K），對膽固醇合成路徑中 HMG-CoA 還原酶有抑制作用。近年來，國內外學者相繼在研究中提出其對抗發炎、抗疲勞上具有成效的科學佐證。

功效：

根據《新格蘭醫學》所提出，體內膽固醇每降低一%，心血管發生率就降低二%。美國一九九九年加州大學洛杉磯分校，針對一千多位高血脂病患進行研究，受測者服用八〇〇～二四〇〇毫克的紅麴膠囊，總膽固醇平均下降二六～六八 mg／dl，下降率達一一%～三三%。

適用範圍：

高膽固醇血症、高血壓、動脈粥狀硬化、心臟疾病、中風。

禁忌：

服用抗凝血藥及服用降膽固醇藥者需避免，或與醫師討論。

如何買：

坊間現在已有各式紅麴製品，但在未能確定是否未含橘黴素前，建議透過營養醫學補充品專賣店購買。

如何吃：

建議每日補充六〇〇～一二〇〇毫克紅麴萃取物，連續二個月，並增加蔬菜攝取量，避免油炸及精緻甜食。

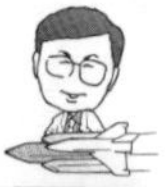

薑黃素

來自薑科植物薑黃塊莖中的色素成分，一般咖哩粉中就含有薑黃素。其特性為多酚類成分，含有許多共軛雙鍵，原本是印度的傳統藥材。

如何買：
以複方補充粉劑為主。

如何吃：
每天三〇〇～六〇〇毫克。

功效：
具有抗發炎、抗過敏、降血脂、延緩老化、調整自體免疫疾病、抗腫瘤、預防中風等效用。我用在降低自體免疫疾病以及關節炎、慢性肌痛症的患者相當多，而且效用明顯。

適用範圍：
關節炎、高血脂、腦心血管疾病、循環障礙。

禁忌：因會刺激子宮收縮，孕婦不建議使用。
具有抗凝血、降血糖、降血壓作用，如有服用抗凝血劑、降血糖藥、降血壓藥時，應和醫師討論補充劑量。

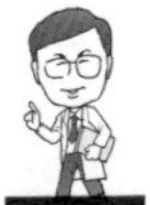

大蒜精

大蒜精又稱蒜精、大蒜素，是大蒜鱗莖中的一種有機硫化合物，也存在於洋蔥和其他蔥科植物中。蒜精為淡黃色油狀液體，不溶於水，具有強烈的大蒜味、性辣。蒜精的產生過程是大蒜經過破碎後，其中不穩定的蒜胺酸（allin）經過蒜胺酶（allinase）多次分解、失水而生成蒜精。

如何買：
選用低溫萃取的大蒜精粉較好。高溫萃取的大蒜油因大蒜素濃度低，比較容易受到破壞。

如何吃：
每天三〇〇~九〇〇毫克。如果有大腸息肉或是家族有大腸癌史的話，不妨每天多補充大蒜精。不過少數患者會因為腸胃黏膜難以接受大蒜硫化物的刺激性，導致胃部燒灼、腹瀉等問題。

功效：
研究顯示，蒜精有抗菌、消炎的作用，也可經由抑制磷脂水解脢 A_2（phospholipase A2，PLA2）來降低發炎性前列腺素（PGE2）的產生，促進免疫功能的調節。另外，在心血管部分，蒜精可以降血壓、抑制血小板積聚、增加一氧化氮（NO）的濃度，進而預防動脈硬化的發生。此外，蒜精還可抑制一些葡萄糖的生成酵素，並且促進肝臟代謝葡萄糖作用相關的酵素，改善血糖異常過高的情形。除此之外，大蒜精還是抗癌聖品，對大腸癌、直腸癌預防效果尤佳。

適用範圍：
高血壓、高膽固醇、癌症預防、消化不良、肝炎、動脈硬化預防、風濕性關節炎、感冒預防、念珠菌感染、提升免疫力。

禁忌：
服用抗凝血藥物時需與醫師討論。不可與益生菌同時服用，因為會抑制益生菌療效。

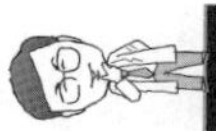

卵磷脂粉

一八四六年高伯利（Gobley）從蛋黃中分離出含磷脂肪物質，命名為磷脂。磷脂是一種脂類的統稱，含有多種含磷成分，像是卵磷脂（Lecithin）、磷脂絲胺酸（Phosphatidylserine）、心磷脂、膽鹼磷脂、肌醇磷脂等。

功效：
卵磷脂存在於每個細胞之中，是構成細胞膜的主要成分，尤其在腦及神經系統、血球系統以及肝、腎等組織中極為重要。此外，補充卵磷脂可使大腦神經及時增強細胞膜保護力，健全神經訊息的功能。同時，卵磷脂還有促進膽固醇新陳代謝、保護肝臟、預防脂肪肝的功能。

如何買：
市售磷脂產品濃度不一，從一〇%至六〇%都有，有些業者為了迎合消費者口感，多少添加了糖、香料等。所以在購買卵磷脂粉時，最好選購清楚標示其磷脂種類、含量及其他添加物成分的產品。

適用範圍：
脂肪肝、肝炎、肝硬化、動脈硬化、老年記憶力衰退、帕金森氏症、考試增強腦力。

如何吃：
一天一〇～三〇公克，可搭配豆漿、牛乳或是五穀雜糧粉。

禁忌：無

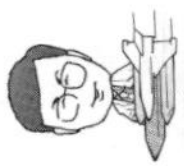

甘草及蘆薈

甘草萃取物（Deglycyrrhizinated licorice，簡稱 DGL）經證實，能夠快速使胃潰瘍與十二指腸潰瘍癒合，也能保護因阿斯匹靈導致的胃黏膜傷害。蘆薈中的多醣體（polysaccharides）可以降低導致胃發炎的免疫蛋白，可促進腸道細胞分裂與更新，以及胃黏膜細胞分泌黏液，進而保護胃部。英國研究證實，蘆薈對於服用抗發炎藥物導致胃潰瘍的患者有很好的效果。

如何買：

坊間不容易買到此類產品，可透過營養醫學補充品專賣店購買。一般較少以單方售出，有些跟特殊胺基酸搭配，如麩醯胺酸等。

如何吃：

甘草和蘆薈不可以長期或過量地直接食用，因為甘草中的甘草素（glycyrrhizin）、甘草酸（glycyrrhizic acid）以及蘆薈皮中的大黃素（Alloin），會導致腹瀉、過敏及肝腎衰竭等問題，而且蘆薈在中醫屬性寒涼，不宜長期大量使用。

功效：

促進傷口癒合、抗發炎。

適用範圍：

口腔復發性潰瘍、胃潰瘍、胃食道逆流、十二指腸潰瘍、關節炎、腸道激躁症、克隆氏症、便祕、肌膚修復、癌症。

禁忌：

對甘草或蘆薈過敏者不宜食用。

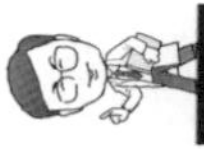

朝鮮薊、荷蘭芹、甜菜

朝鮮薊、荷蘭芹、甜菜都是護肝的營養處方。

朝鮮薊（Artichoke）也是乳薊草（Milk Thistle）的一種，與其類似的植物有菊苣、牛蒡等。一九六八年，科學家證實乳薊草含有三種護肝功能的抗氧化性類黃酮，分別是silibin、silidianin及silicristin，統稱為水飛薊素（silymarin）。而水飛薊素可以增加肝臟細胞中的麩胱甘肽（Glutathione，GSH），因而促進抗氧化酵素活性及穩定肝細胞膜的作用。臨床研究發現，水飛薊素可預防過量酒精對肝臟的傷害，以及改善肝炎、肝硬化、脂肪肝等。

荷蘭芹（Parsley）富含葉綠素、維生素C、維生素B群、礦物質等營養素，可以促進腸道消化代謝，另外其中豐富的葉綠素可以增加肝臟超氧化物歧化酶（superoxide dismutase，SOD），具有淨化紅血球的作用。荷蘭芹的肉豆蔻醚（myristicin）可誘發肝臟解毒酵素（glutathione S-transferase）來幫助解毒作用。

甜菜含有豐富的維他命B_{12}、鐵質以及磷和鉀，另外甜菜萃取的甜菜鹼（betaine），具有抑制血中脂肪、協助肝臟細胞再生與解毒的功能；因為肝臟利用排放膽汁來代謝脂肪、毒素的運作，需要一些營養素，例如膽鹼、葉酸、肉鹼、維生素B_{12}等，因此甜菜的豐富營養成分可以減輕肝臟代謝脂肪的負擔。

適用範圍：

肝炎、肝硬化、脂肪肝、高膽固醇、糖尿病、食慾不振、水腫、口臭、消化不良、腎結石、膀胱炎、高血壓、便祕、預防癌症。

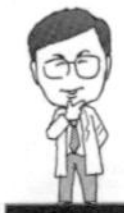

天然蕈菇類多醣體

多醣體和澱粉雖然同屬多醣，卻因為分子結構的差異，使得多醣體和澱粉在人體腸道內有截然不同的反應。兩者都是以葡萄糖為單位相連形成的聚合物，但龐大體積的多醣體無法穿透腸壁細胞，反而刺激了腸壁上的免疫淋巴細胞，進而提高免疫系統，促進白血球對於外來病原體與體內癌細胞的警戒。

如何買：

可透過營養醫學補充品專賣店購買，注意是否通過重金屬檢驗和臨床試驗認證。

如何吃：

成人每天三〇〇〜一〇〇〇毫克。

功效：

近年來的研究發現，多醣體具有增強免疫功能、降低膽固醇、清除自由基、降低血糖及輔助治療腫瘤細胞等作用。

適用範圍：

高膽固醇、糖尿病、腫瘤預防、抵抗力低下、後天免疫力不全症。

禁忌：

嚴重自體免疫疾病者需與醫師討論。

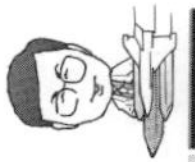

橄欖葉萃取物、迷迭香萃取物以及啤酒花萃取物

根據統計，美國每天約有數萬人因為止痛藥的副作用而入院治療；而台灣二〇〇九年的統計資料也發現，國人一年平均吃掉至少近三十億元的止痛藥，並且逐年增加中。事實上，想要止痛，不是只能靠藥物，歐洲幾個世紀以來，地中海沿岸的人們將橄欖葉用來治療發燒和處理傷口，而迷迭香從希臘和羅馬時代起就是緩和的止痛劑，可舒緩風濕痛以及肌肉過度使用的痠痛。另外，中醫草本用藥中曾提到，啤酒花又稱蛇麻花，可健胃助消化、消炎利尿；這些都是歷史悠久的草本良方。

如何買：
坊間不容易買到此類產品，可透過營養醫學補充品專賣店購買。

功效：
這些草本中含有橄欖葉萃取物（oleanolic acid）、迷迭香萃取物（rosemary leaf extract）及啤酒花萃取物（Tetrase）等成分，因此能抑制發炎性前列腺素E_2的分泌，減輕被誘導的發炎反應；重要的是不會有引起胃腸潰瘍及腎衰竭等副作用問題。

如何吃：
三五〇毫克錠劑，一天一～二粒。

適用範圍：
抗菌、發燒、高血壓、痛風、動脈硬化、類風濕性關節炎、糖尿病、肝臟解毒、殺菌鎮痛、風濕痛、肌肉痠痛、關節炎、下背痛、頭痛、經期不適、消化不良、失眠症、抑鬱症、過敏、月經不適、消炎利尿、腫瘤預防。

禁忌：懷孕、服用抗凝血藥物或是對啤酒花過敏者。

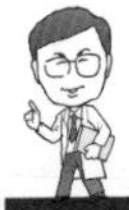

葉黃素／玉米黃素

人體內含有主要類胡蘿蔔素包括β-胡蘿蔔素、茄紅素、葉黃素、玉米黃素等，這些都是人體無法自行合成的，所以在日常飲食中，可藉由大量攝取橘紅色和深綠色蔬果來取得。

功效：

類胡蘿蔔素可以吸收光線中有害的藍光（電腦、手機的光源也是藍光），並具有強大的抗氧化力，可以保護視網膜中的DHA不受氧化傷害。多年研究實驗發現，葉黃素及玉米黃素對於各種眼睛老化問題，如青光眼、乾眼症、老年性黃斑部病變，或是糖尿病造成之視網膜病變，都能有效預防或減緩其眼睛的病變傷害。尤其是現代社會大多工作都需長時間使用電腦，更要從現在就注意保養，以防突發性眼睛中風或是視力減退等問題。

適用範圍：

老年性黃斑部退化症、高度近視、長期看電腦的用眼過度者、糖尿病視網膜病變、白內障、皮膚老化、動脈硬化。

禁忌：無

如何買：

選購時，以合併β-胡蘿蔔素、茄紅素、葉黃素、玉米黃素及其他抗氧化劑的產品為佳。深色玻璃瓶可保持產品活性。

如何吃：

目前多項研究指出，每天攝取五～一〇毫克的葉黃素可以有效預防以上所提的各種眼睛疾病問題。另外當然也要配合睡眠和適度休息、遠眺等減輕眼睛壓力的方法，來保養靈魂之窗。

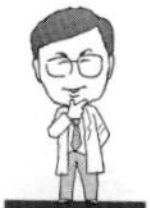

十字花科萃取物吲哚（I3C）

根據台北醫學院研究，把八種十字花科蔬菜冷凍乾燥後，再以溶劑溶出它的營養成分，結果發現，高麗菜芽含有最大量的吲哚（indole），其次依序為芥藍菜、小白菜、大白菜、青江菜、花椰菜和高麗菜；其他十字花科蔬菜還有油菜、茼蒿、蘿蔔等。這些蔬菜除了含有吲哚、含硫有機化合物等抗癌物質以外，還富含維生素C、胡蘿蔔素和膳食纖維。

功效：
十字花科萃取物吲哚可透過延滯細胞週期抑制癌細胞的生長，對於卵巢癌、肝癌、乳癌都有抗自由基、抗癌的效果；加上吲哚可以調整肝臟代謝生成雌激素的平衡，所以對於乳癌和卵巢癌等有七〇%以上的抑制效果。

適用範圍：
子宮肌瘤、乳房囊種或腺瘤、動脈硬化、胃癌、大腸癌、乳癌、子宮內膜癌。

禁忌：無

如何買：
坊間不容易買到此類產品，可透過營養醫學補充品專賣店購買。

如何吃：
有乳房、卵巢腫瘤病史或是家族史的人，要有效預防癌細胞的生長，我建議每天需要補充攝取二〇〇~四〇〇毫克的吲哚，這相當於一二〇~一四〇顆生的球狀甘藍。多攝取十字花科蔬菜是很好的，但是這些蔬菜很容易有蟲害，因此農藥殘留就是食用這類蔬菜的最大挑戰，像高麗菜、大白菜等包葉菜類蔬菜，可先將外圍的葉片丟棄，內部菜葉則逐片沖洗。至於小葉菜類如青江菜、小白菜等蔬菜的葉柄基部易殘留農藥，需小心仔細沖洗或部分切除，再用清水洗二~三遍或以流動水清洗五~十分鐘。

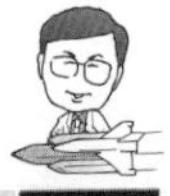

金屬硫蛋白

金屬硫蛋白主要成分之一就是「鋅」，飲食中足夠的鋅可以增加金屬硫蛋白的活性；當體內鋅含量偏低時，金屬硫蛋白也會釋放出其所含的鋅，幫助體內其他百種酵素維持正常運作。

功效：這是可以幫助排毒及排重金屬的特殊蛋白，它可以選擇性地強力螯合有毒金屬，如汞、鉛、鎘、砷、鎳等，使它們無法毒害身體組織，同時對體內其他微量元素，像是鋅、銅、鐵、硒、碘等進行調節吸收、運輸等作用，使人體達到最佳狀態，尤其是免疫功能方面。另外它也是對抗自由基、輻射傷害的最強保護者，可以預防細胞 DNA、RNA 發生突變，有效預防細胞癌變。

適用範圍：肝炎、腎臟病、重金屬污染、輻射傷害、抽菸者、日光性皮膚炎、白內障、動脈硬化、癌症。

禁忌：無

如何買：坊間不容易買到此類產品，可透過營養醫學補充品專賣店購買。

如何吃：每天三次，每次二粒。

如何聰明選購營養補充品？

雖然我在本書Part 1中曾提到保健食品與營養醫學補充品的差別，但我相信大多數讀者心中還是有相當多的疑惑。因此在這裡，我將進一步提供個人的觀察、經驗與想法，讓讀者在選購時能有具體的參考。

我認為，要研發一個真正有療效的產品，其根本在於一個專業的研發團隊，裡頭包含醫師、生化學家、藥理學家、資深營養專家、其他研究人員等，再經由多年基礎及臨床研究，如細胞培養、化學分析、動物實驗至臨床人體實驗等，確保產品對於人體的細胞、組織、器官以及全身等影響，並研發專利生化技術增加營養素的吸收作用。同時必須擁有先進的實驗室，以便進行精確的科學分析，確認產品的最高品質與純度，以發揮產品最佳效果。此外，產品原料和製程完全應該採取CGMP（current good manufacture practices）標準、FDA有機製程認證，絕對不添加任何藥物或人工化學合成成分，才具有安全性，並透過產學合作、人體試驗等，經過統計分析來驗證結果，以確立療效、劑量、副作用，最後發表至國際學術期刊，這樣經過專家學者的檢驗，才是好的營養醫學補充品。

在挑選優質的營養補充品時，我建議：

(1)讀者一定要養成看成分標示和核可字號（但大多數朋友是不看的，或是根本看不懂）的習慣。雖然有產品標示並不一定就是優質營養產品，但至少是一個把關的動作。如果想知道該產品是否安全、合法，我建議大家可以上衛生署網站（www.doh.gov.tw）查詢國產健康食品以及確實核可進口的各項膠囊錠狀食品。

(2)每個人都應該依照個人的身體狀況來選擇使用補充品，所以最好經由專科醫師的診斷建議和營養師的評估追蹤來使用補充品，才可達到最佳保健效果。

話說回來，即使選用了優良產品，也別忘了每個人的營養需求是有差異的，像攝取高劑量維生素C（一〇〇〇毫克以上），有的人很需要，也有人可能會造成腹瀉等胃腸道不適症狀。此外，營養素在人體中的作用是環環相扣的，舉例來說：體內能量代謝的生化途徑，除了維生素B_1、B_2，還需要其他維生素B群的成員，才可完成整個代謝途徑；補充輔酵素Q_{10}的同時，還需要補充維生素B群和肉鹼、硫辛酸，方能增加其抗氧化力，對於心肌梗塞的患者也能幫助更大。

還有一點是最容易被大家所忽略的，那就是營養素的萃取形式。因為人工合成其吸收率和活性與天然型式相差許多，因此衛生署已規定必須將天然維生素E加標d-，而人工合成的加標dl-以示區分。此外，先前提到過，魚油也分為天然（TG型式）及合成（EE型式）二種，目前美國已規定要確實標示出其不同，但台灣目前仍無強制性。因為有文獻指出，腸道對ＥＥ型式魚油的吸收率為二〇％以下，而且經過胃酸作用，可能會衍生出甲醇及乙醇的代謝產物。乙醇，其實就是我們一般喝的酒，問題不大，但甲醇就麻煩了，因為屬於工業用酒精，也是假酒的成分，所以我在追蹤一些長期吃合成魚油的患者身上，反而發現脂肪肝變嚴重、血清膽固醇上升的情形，雖然還未累積大量病例，不過讀者還是要小心。

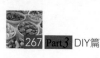

綜合以上所論，我認為選擇優質營養品，一定要注意下列幾點：

- 依個人健康狀況來決定是否應該補充營養素。
- 營養素需要補充的頻率和劑量。
- 注意營養補充品與服用藥物或其他補充品是否有交叉反應。
- 產品來源是否明確並登記於衛生署核可名單上。
- 無中文標示，標示不全、不明，廠商名稱、地址、電話不清也應注意。
- 產品成分標示需明確標示含量高低以及是否為天然型式。
- 個人補充營養素後，應在一至三個月做種類及劑量調整。
- 營養補充品應以深色玻璃瓶包裝，增加密封性及不透光性，若為塑膠罐，則活性易被破壞。
- 產品開封後盡量控制在六個月至一年內使用完畢。

- 如有需要，應看其污染檢測報告。
- 試著撥打瓶罐上的廠商電話，若無接聽或是空號，則其品質堪慮。
- 過於誇大療效，如無敵、超級、瘦身、減肥、壯陽等字眼，幾乎都有問題。
- 以不含防腐劑、人工色素、色素膜衣、人工風味劑為主。液體狀之保養品大都含有防腐劑，長期補充也應注意。

劉醫師時間

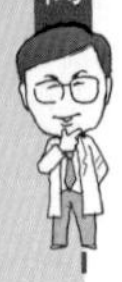

出國團購營養品小叮嚀

台灣吃補是世界有名的，尤其是出國返家時，多少都會帶一些營養補充品來孝敬家人或是作公關用。到國外買營養品或許比較便宜，但如果吃出了問題就很麻煩了，因此讀者不妨參考我提出的幾點建議，讓你可以買得更安心、吃得更放心。

- 是否提供專業營養師、藥師作個人營養諮詢？
- 是否了解自己或家人適合服用哪些成分的產品？千萬不要聽別人說好就買！
- 標示不清不買。如果是英文、日文等標示看不懂，一定要找人翻譯，這樣才妥當。
- 千萬不要因為國外比較便宜，為了划算買了一大堆，屆時又不能在期限內吃完。
- 需詢問產品成分、劑量、功效、來源，例如有些在美國購買的產品原料來自中國大陸。
- 是否有網路服務或是電話諮詢，以備有問題時可以提出反應。

- 為維持營養補充品的穩定性，應以深色玻璃瓶包裝，增加密封性及不透光性，若為塑膠罐則活性易被破壞。
- 必須了解海關有關攜入藥品的入境限制，例如針對口服維生素，以十二瓶為限，總量不超過一二○○粒；而其餘錠狀、膠囊狀食品每種十二瓶，其總量不得超過二四○○粒。每種數量在一二○○至二四○○粒，應向行政院衛生署申辦樣品輸入手續。
- 某些成分在我國屬於藥品管理，如褪黑激素、銀杏葉，依規定是不可攜入的。

【最新增訂】

吃藥不如吃對營養、過對生活、睡好覺

面對各種疾病的治療，我們應該跳脫以吃藥為主軸的邏輯，必須以生活型態、營養介入、排毒、舒壓、良好睡眠、運動等，來達到全面健康促進的境界。在最新增訂的內容中，我提供二個案例給讀者參考。

案例①自體免疫疾病：多發性肌炎

一位四十多歲女性，因為嚴重多發性肌炎，接受每日二〇毫克類固醇以及免疫調節藥物治療將近一年，來門診時，發現嚴重水腫、疲倦、食慾差、睡眠品質不佳，生理期已經不規律，嚴重影響生活品質，重點是發炎指數在類固醇使用下才得以免強控制，如此已經將近一年，但是吃類固醇吃到萬念俱灰，壓力大到快崩潰了。

經營養功能醫學檢驗，發現她對雞蛋、牛奶慢性過敏，所有抗氧化維生素、微量元素、維生素D_3等嚴重缺乏，氧化壓力指標ＭＤＡ一．四八相當高，腸道有機酸檢測發現3-IAA超標，已經呈現嚴重腸道菌相失衡、腸漏症，雌激素濃度低於五，DHEA也過低。

我建議她以食物輪替、精準營養調理、腸漏症修復以及腸道菌相重建，一個月後肌肉發炎指數CPK從七一七降到四六〇，然後再降到一六七。另一重要指標LDH從三七八降到二三九，肝發炎指數GPT從一〇二降至正常。接著再五個月後回診，女性雌激素E2從小於五上升到一二〇，所有指標幾乎改善，類固醇已經減量，水腫體重減了五公斤，患者很開心和我分享喜悅。

其實多發性肌炎（Polymyositis）是一種侵犯肌肉為主的自體免疫性疾病。其發病原因尚不是很清楚，經常造成病人四肢近端肌肉無力或疼痛，甚至造成某些病人肢體癱瘓，行動困難。

台灣每年大約會出現一百多位新病人，而男女的比率約為一比二。必須注意的是這類患者合併發生惡性腫瘤的機會比一般人高出許多，尤其是以合併鼻咽癌為最多。多發性肌炎病人的血中肌肉酵素如：CPK（肌磷酸激酶）、LDH、GPT會上升，肌肉切片可以看到有發炎細胞浸潤及肌肉細胞壞死、萎縮之變化。

一般來說，標準治療包括適度休息、口服類固醇、注射免疫球蛋白（IVIG）、免疫抑制劑、抗瘧疾藥物奎寧治療，可是一定要用藥物嗎？其實自體免疫疾病患者承受極大壓力，因為長期使用免疫調節藥物，甚至是免疫抑制劑，不但還無法斷根，而且副作用多，我的經驗是在積極功能營養醫學調理下，有非常大的機會可以減藥，甚至是停藥，但是必須患者耐心配合。

案例②妥瑞症

七歲的小方（化名）是一位妥瑞兒，他母親描述他從四歲開始就有一些喜歡眨眼睛、聳聳肩的情形，後來確診為妥瑞症。焦慮的父母親陪小方來，我們做了精準營養檢測、慢性過敏原檢測以及頭髮重金屬檢測，後來針對營養素精準調理，並配合過敏原食物的避免，鼓勵打球運動，症狀改善許多。

麻煩的是頭髮重金屬汞以及銻非常高，可能是吃了許多大型海鮮所累積，但是也很難認定，不過有耐心的父母親在配合我們的排重金屬療程（小孩以口服為主），一年後，銻降到正常，汞也從原先的三．四ug/g（二○一九年四月）降到○．七二ug/g（二○二○年四月），幾乎快正常了。現在他的妥瑞症狀早已不見了，身高長高許多，體重也增重不少，學校表現很好，只能說父母親很滿意。

一般我們講妥瑞氏症有動作型抽筋及聲語型的抽筋，診斷依賴小兒科醫師的專業判斷。要不要吃藥必須與醫師討論，但是這案例告訴大家，透過適度營養調理、良好生活型態以及適切排毒，也可以提供給這些困擾的家長一些方向，但是一定要有耐心，我碰過超級沒耐心的家長，反而造成兒童心理壓力過大，導致症狀加劇。

這只是我舉的二個案例，但是書中提到其他疾病不靠藥物，靠營養醫學調理，就達到疾病緩解的狀態，值得讀者參考。

相信這本二〇一一年出版的書籍能歷久彌新，持續再刷，絕對有其道理，因為《疾病，不一定靠藥醫》這觀念，不但在一般民眾腦海已經深植，許多醫師也在我的營養醫學推廣下受到啟蒙，跳出來從事以營養醫學照顧患者的門診業務，這絕對是矯治疾病最根本之道，歡迎大家收藏本書列為身體保健的重要指南。

暢銷增訂版

疾病，不一定靠「藥」醫

劉博仁醫師的營養療法奇蹟

作　　者　劉博仁
特約編輯　凱特
內頁插畫　劉素珍
美術設計　龔游琳
封面設計　八十文創有限公司

社　　長　洪美華
編 輯 部　何喬

出　　版　幸福綠光股份有限公司
地　　址　台北市杭州南路一段63號9樓之1
電　　話　(02)2392-5338
傳　　真　(02)2392-5380
網　　址　www.thirdnature.com.tw
E-mail　reader@thirdnature.com.tw

印　　製　中原造像股份有限公司
初　　版　2011年 8 月
二　　版　2019年 2 月
三版八刷　2024年 8 月
郵撥帳號　50130123 幸福綠光股份有限公司
定　　價　新台幣350元

ISBN 978-957-9528-88-7

總經銷：聯合發行股份有限公司
新北市新店區寶橋路235巷6弄6號2樓
電話：(02)29178022
傳真：(02)29156275

國家圖書館出版品預行編目資料

疾病，不一定靠「藥」醫 暢銷增訂版/劉博仁 著
一三版.一臺北市：新自然主義、幸福綠光出版.
2020.08 面: 公分
ISBN 978-957-9528-88-7（平裝）
1. 營養 2.食療
411.3　　　　109010073